Endlich Pickelfrei

Die Wahrheit über Akne

Von

Anna Mauch

Inhaltsverzeichnis

Über die Autorin

Anna Mauch ist Forscherin der Dermatologie und frühere Akne Betroffene. Sie hat den größten Teil der letzten 10 Jahre damit verbracht, die effektivsten und natürlichsten Methoden zu finden, um eine gesunde und reine Haut zu bekommen.

Nach Jahren an Frust und persönlichem Scheitern an verschiedenen von Ärzten und Apothekern empfohlenen Behandlungsmethoden wurde ihre Geduld immer mehr auf die Probe gestellt - angesichts der Tonnen an Desinformation auf dem Markt. Sie hat es sich zur Aufgabe gemacht das Geheimnis der dauerhaft reinen Haut inmitten aller Modeerscheinungen und Betrügereien der heutigen Kosmetik und Pharmaindustrie zu lüften.

Anna hat „Nie wieder Pickel - Endlich Aknefrei" entwickelt und die Chance ergriffen, es überall auf der Welt an diejenigen weiterzugeben, die ein Leben lang gesunde und reine Haut haben möchten. Jeder, egal wie oft er in der Vergangenheit beim Thema Akne und Pickel gescheitert sein mag, kann auf natürliche Weise eine perfekte und klare Haut bekommen.

Vorwort

Meine ungewöhnliche Akne-Story

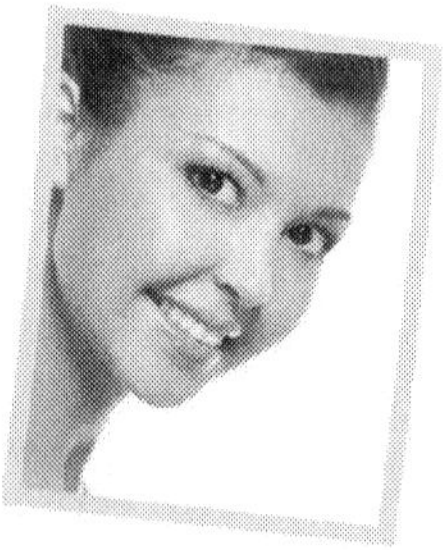

Hallo, Ich begrüße Sie herzlich mit den neuesten Tipps zur Behandlung von Akne. Zuerst möchte ich mich kurz vorstellen. Mein Name ist Anna Mauch. Ich bin seit 7 Jahren als dermatologische Forscherin und Fachautorin tätig und gebe regelmäßig Vorträge und Seminare zum Thema Dermatologie und habe schon mehrere Bücher geschrieben.

Außerdem bin ich frühere Akne-Betroffene. Mehr als 39.237 Betroffene haben mich bereits kontaktiert, damit ich ihnen einen Ausweg aus ihrem Hautproblem zeige. Ich wende mich jetzt auch an SIE, wenn Sie bereit dafür sind, endlich die makellos reine Haut zu bekommen.

Vielleicht kennen Sie das Gefühl von Verzweiflung und Hilflosigkeit, wenn Sie aufwachen und sich fragen, ob diese Pickel und Hautunreinheiten jemals aufhören werden?

Aus eigener Erfahrung kann ich nachempfinden, wie sich Betroffene fühlen. Akne-Patienten möchten...

- nicht mehr ständig denken „ohje in dem hellen Licht sehe ich fürchterlich aus…"
- ohne Make-Up einkaufen gehen, an den Strand, ins Freibad oder zum Sport gehen
- sich schön und selbstbewusst fühlen
- endlich FREI SEIN!! Endlich mehr auf sich selbst konzentrieren und wirklich trauen alle Dinge zu machen die man sich wünscht, ohne dass sie Akne abhält

Tatsächlich können es viele Betroffene nicht glauben, warum die Akne ihr Leben so im Griff hat…

Sie müssen dieses Hautproblem loswerden… daran führt kein Weg vorbei, denn sie können einfach NICHT akzeptieren ihr Leben weiterhin so zu leben… Aber sie wissen nicht wie. Viele fühlen sich gefangen, wissen nicht wohin… und niemand scheint zu verstehen, was sie durchmachen

„Sie haben buchstäblich alles versucht… sämtliche Produkte aus der Drogerie sowie der Apotheke…"

Jedes Akne-Gesichtswasser, Tonic, Creme, Salbe und Medikament. Alles hat nichts gebracht oder nur kurzfristig und nach der Behandlung war es noch schlimmer. Also, was zur Hölle sollen Sie jetzt tun?

Wahrscheinlich sind Sie wütend auf den ganzen Schwachsinn, der Sie im Kreis drehen lässt und Ihnen niemals die Antworten gibt, die Sie wirklich brauchen.

Es muss etwas Besseres geben… Eine dauerhafte Lösung, die wirklich funktioniert und sich richtig anfühlt, anstatt abhängig und süchtig zu machen, in Angst zu leben, dass es jede Sekunde zurückkommen kann…

„Ich war in der gleichen Situation und es gibt einen besseren Weg…“

Ich habe das selbst erlebt – vor ein paar Jahren war ich absolut mit Akne übersät. Ich schämte mich für mein Aussehen. Ich fühlte mich krank und wusste, dass ich für bessere Dinge bestimmt war, aber ich fühlte mich hoffnungslos, verloren und nicht so, wie ich wirklich sein wollte, wusste aber nicht, an wen ich mich wenden sollte.

Doch glücklicherweise konnte ich diesen schrecklichen Akne-Kreislauf durchbrechen. Heute ist meine Haut wunderschön. Klar, glatt und strahlend – Ich fühle mich wohl und zufrieden in meiner Haut.

Links sehen Sie ein Bild von mir von früher. Rechts, das bin ich heute

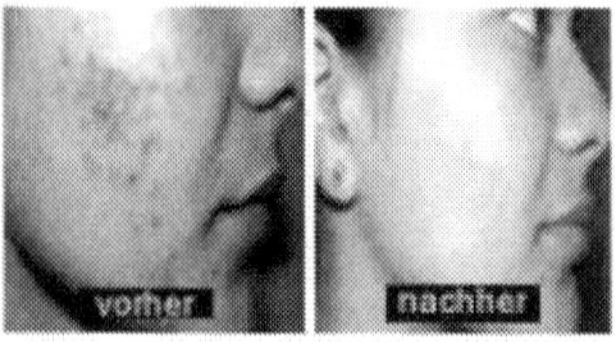

Ich möchte Ihnen helfen, das gleiche zu erreichen

Wie das geht? In diesem kurzen Handbuch weihe ich Sie erstmals in die wichtigsten Grundlagen der holistischen Aknebehandlung ein – wie Sie diese Auslöser ausschalten – wie Sie Pickel loswerden und dauerhaft reine Haut bekommen. Egal wie oft Sie schon versucht haben ihre Akne loszuwerden, in diesem Handbuch erfahren Sie wie es wirklich funktioniert.

Ich wünsche Ihnen viel Erfolg und Einsichten beim Lesen dieses kurzen Handbuches und freue mich von ihren positiven Erfahrungsbericht zu hören.

Herzlichst,

Ihre Anna Mauch

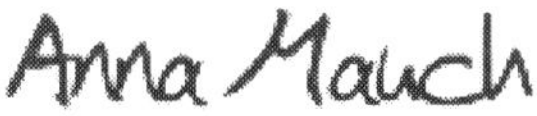

(Forscherin der Dermatologie, frühere Akne-Betroffene und Bestseller-Autorin von Nie wieder Pickel & Frei von hormonelle Akne)

Kapitel 1: AKNE ERKENNEN

"Warum 95% aller Behandlungen scheitern und wie Sie ihre Akne ausheilen"

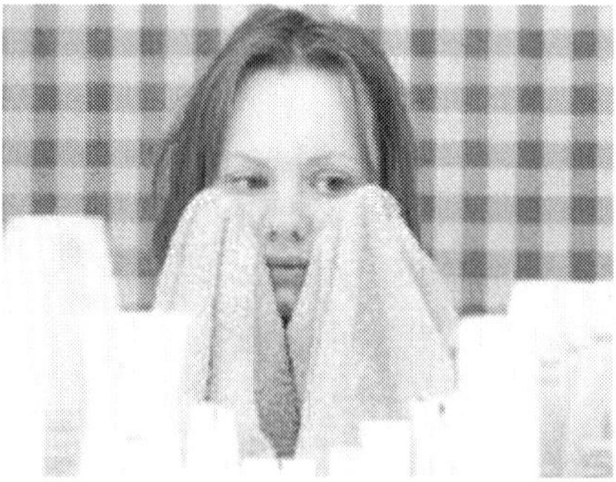

Seit ihrer Pubertät plagt Nicole eine nie richtig ausgeheilte Akne. Nicole ist längst erwachsenen, 34 Jahre alt, ihre Haut sieht aber aus wie in der Pubertät.

Bei Akne werden zu viele Talg- und Hornzellen produziert. Die Folge: Poren verstopfen, Bakterien können sich leicht vermehren und Entzündungen auslösen. Es ist ein ständiges Auf und Ab. Heute kann das Gesicht einigermaßen gut aussehen, doch schon morgen von plötzlich auftretende Pickel und Unreinheiten attackiert werden. Andere Mitmenschen begegnen Nicole häufig mit Vorurteilen wie "wasch Dich mal" oder "wie sieht die denn aus".

Die Hautkrankheit betrifft vornehmlich Jugendliche, doch bei einigen Erwachsenen heilt sie nie richtig aus. Die Hautärzte konnten nicht helfen, Antibiotika-Kuren, Fruchtsäurepeeling und andere Symptom-Behandlungen - nichts hat angeschlagen. Chemische Cremes und Waschgels haben ihre Haut nur ausgetrocknet.

Die Ursachen von Akne sind vielfältig: Seitdem sie ihren persönlichen Akne-Auslöser entdeckt und konsequent an der Ursache behandelt hat, ist sie frei von Hautunreinheiten. Früher litt sie häufig an lästige Pusteln und Entzündungen, die weh taten wie Nadelstiche. Für Nicole war es eine große Veränderung, auch weil sich die ganzen Pickelmale zurückbilden und langsam verblassen.

“Harte Fakten statt Pharma-Propaganda: 3 IRRTÜMER über Akne aufgedeckt”

Es gibt eine Menge Ratschläge und Desinformation über Akne. Von “gesponserten” Erfahrungsberichten auf Youtube, über kosmetische Behandlungstipps von Online Shops bis hin zu gefährlichen Medikamenten mit riskanten Nebenwirkungen, die suggerieren, Akne heilen zu können. Bevor Sie Akne bekämpfen, sollten Sie Fakten von Lügen trennen. Hier sind die 3 häufigsten Mythen und warum sie genau das sind - Irrtümer.

Akne Irrtum # 1: Akne ist nicht heilbar

Liebe Pharma- und Kosmetikindustrie: Akne-Patienten haben es mit der Haut, nicht mit dem Kopf. Natürlich kann Akne chronisch verlaufen und bis ins hohe Erwachsenenalter andauern. Richtig ist auch: Akne kann zu verschiedenen Zeitpunkten in Ihrem Leben auftreten, aber wenn Sie zu Akne neigen, sollten Sie folgendes wissen: Sie müssen kein Versuchstier von Kosmetik- und Pharmafirmen werden, die über Massenmedien gezielt Falschinformationen streuen, Ärzte durch gesponserte Studien und Zwangs-Leitlinien in die Irre führen, um dauernd zu wiederholende Aknemittel zu verkaufen oder Medikamente mit gefährlichen Nebenwirkungen zu verschreiben.

Sie können Akne gezielt an den Ursachen behandeln, sodass Sie nicht "geheilt" werden aber frei von Symptomen bleiben. Obwohl es einige Zeit dauern kann, die beste Kombination von ursachengerechte Behandlungen zu finden, können Sie ihren Körper und die vielen Faktoren, die zu Akne führen, aktiv steuern. All das hat erheblichen Einfluss auf ihr Hautbild. Aber Sie müssen wissen, wie das funktioniert - und ich werde es Ihnen auch zeigen... auf den nächsten Seiten!

Akne Irrtum # 2: Fettige Haut verursacht Akne

Die gute Nachricht ist, dass Akne nicht durch Schmutz oder Talg verursacht wird. Es ist vielmehr nur die Folge von einer inneren Dysbalance ihres Körpers. Die schlechte Nachricht ist, dass sich die Bakterien, die Akne-Entzündungen verstärken (p. Acnes) bereits auf der Haut sind und sich mit überschüssigem Öl und ausgeschiedenen Giftstoffen ernähren. Durch Waschen des Gesichts werden Bakterien reduziert, überschüssiger Hauttalg entfernt und abgestorbene Hautzellen abgelöst. Das bedeutet jedoch nicht, dass Sie Ihr Gesicht ständig waschen müssen. Übermäßiges Waschen kann Ihre Akne sogar verschlimmern.

Sie können ihre Haut so oft waschen wie Sie wollen, aber damit lösen Sie nicht die Ursache. Im Gegenteil: Bei übertriebener Hautreinigung können Irritationen auftreten, die zu trockener Haut führen. So entstehen winzige Kratzer und Mikrorisse in der Haut, die das Tor für weitere Infektionen und Entzündungen öffnen. Halten Sie sich fern von der Falle des Waschzwangs, der durch fettige Haut verstärkt wird.

Akne-Irrtum Nr. 3: "Es gibt nichts, was Sie tun können, außer mit Akne zu leben"

Es gibt absolut keinen Grund zu denken, dass Sie ihre Akne und Pickel akzeptieren und damit leben müssten. Obwohl manche Fälle etwas schwieriger sein mögen, gibt es KEINE Form von Akne, die nicht behandelt werden kann – das gilt sogar für die entstandenen leichten Aknenarben und Pickelmale.

Ihr Hautproblem an der Wurzel zu behandeln, bedeutet etwas über die Haut selbst zu lernen. Warum manche Menschen Akne bekommen, während andere nie damit zu tun haben. Sie müssen kein Dermatologe sein, um dieses Grundverständnis zu erlangen und ein paar Veränderungen in ihrer Hautgesundheit vorzunehmen, die nicht nur auf die Akne abzielen, sondern auf das allgemeine Hautbild.

Alles was sie brauchen, ist, dass Sie willens sein müssen, etwas Zeit und Mühe zu investieren, um ein ganzheitliches strikt abgestimmtes holistischen System anzuwenden, welches die Ernährung mit einem umfassenden Reinigungsprogramm und des Wiederaufbau der Ausscheidungsorgane verbindet sowie aller Auslöser-Faktoren, die in Verbindung mit Akne stehen. Auch bedeutet es, dass Sie ihre Frustrationen, warum es bisher nicht geklappt hat und in Zukunft nicht klappen könnte, beiseite schieben, wenn Sie ihre Akne im Spiegel betrachten und nicht sofort Resultate sehen.

Aber natürlich sind die Endresultate jede auf sich genommene Mühe wert. Diejenigen, die schon ihr halbes Leben mit unreiner Haut geplagt sind, haben herausgefunden, dass sie mit dem richtigen Verständnis der Haut und der richtigen Herangehensweise ein Hautbild bekommen können, das gesund und rein ist. Diese Investition in Zeit und Mühe kann sich auch für Sie lohnen. Es ist egal, wie lange Sie schon darunter leiden, oder wie schlimm es ist, oder was Sie schon alles ausprobiert haben. Alles was zählt, ist, der Wille alles zu tun, was notwendig ist um die Gesundheit zurückzuerlangen, die Sie verdienen. Das ist ihr Geburtsrecht, um mit Selbstvertrauen in den Spiegel zu blicken und sich schön zu fühlen.

“Erfahren Sie die wahren Ursachen von Akne im Gesicht, Hals, Dekoltee und Rücken”

Was ist Akne?

Die Akne-Hautkrankheit basiert auf einer komplexen und zugleich komplizierten Verteidigungsreaktion unseres Körpers. Im Falle einer zu hohen Talgproduktion vermischen sich über die Haut ausgeschiedenen Bluttoxine mit dem Talg. Das Aknebakterium (Propionibacterium_acnes) dringt in unsere Haarfollikel ein und startet seine rasante Vermehrung.

Unser Körper schickt nun zu Abwehr der Hautreizung rote und weiße Blutkörperchen an die jeweils betroffenen Körperstellen, um die Reizung rasch zu bekämpfen.

Im Anschluss entsteht eine Entzündung in Form von Schwellungen, Pickel sowie Knoten und Pusteln – die typischen Symptome für eine Akne.

Welcome Akneformen gibt es?

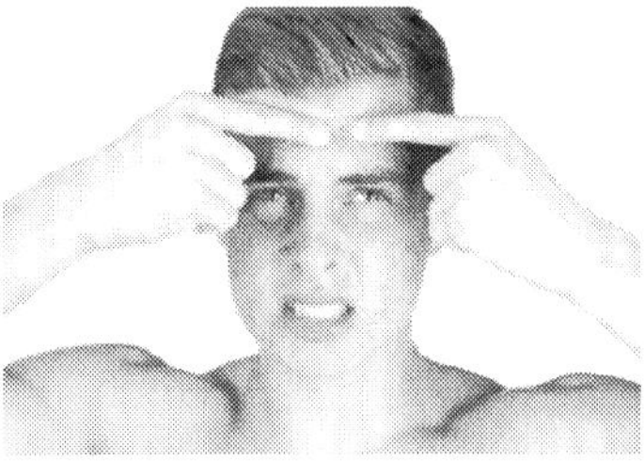

Acne Vulgaris wird gewöhnlich als Akne bezeichnet, weil es die am häufigste auftretende Akneform ist.

Oft wird sie auch als Pubertätsakne bezeichnet, weil sie zu ca. 90 Prozent bei heranwachsenden Männern und ca. 80 Prozent bei jungen Mädchen auftritt.

Bei bis zu 20 Prozent kann sich Akne Vulgaris auch noch bis zum 25. Lebensjahr fortsetzen. In diesem Fall sind meist Frauen betroffen. In den meisten Fällen verläuft diese Form von Akne relativ mild und kann je nach Schweregrad dem Aknetypen 1 bis Aknetypen 2 zugeordnet werden.

Welche Aknetypen gibt es?

Die Medizin teilt den Schweregrad einer Akne vom milden Typ Grad 1 bis zum Aknetyp Grad 4 mit schweren Akneformen ein.

- Beim Typ Grad 1 zeigen sich auf dem Hautbild vermehrt offene wie auch geschlossene Mitesser, die als Komedonen bezeichnet werden.
- Beim Typ Grad 2 vermehren sich die Mitesser, die oft Papeln bilden und sich entzünden.
- Beim Typ Grad 3 sprechen Hautärzte bereits von einer schwerer Hauterkrankung, der sogenannten Acne Fulminans.
- Beim Typ Grad 4 bilden sich auf der Haut schwere Entzündungen und Abszesse, die auch zu Aknenarben führen können.

Dieser besonders schwere Fall von Akne wird auch als Akne Inversa bezeichnet, bei der sich heftige, schmerzhafte Entzündungen der Talgdrüsen bilden. Da es neben Pusteln und Pickeln auch zu Lymphknotenschwellungen kommen kann, ist hier oft auch ein operativer Eingriff erforderlich.

Was ist die Ursache von Akne?

Wie ist es möglich, dass manche Menschen viele Jahre unter Akne leiden, während andere dieses schlimme Wort gar nicht kennen?

In der Tat ist es so, dass manche Menschen eine Haut haben, die anfällig für Akne ist. Das bedeutet jedoch nicht, dass Akne unbedingt auftreten muss, sondern nur, wenn bestimmte Auslöserfaktoren zusammenkommen.

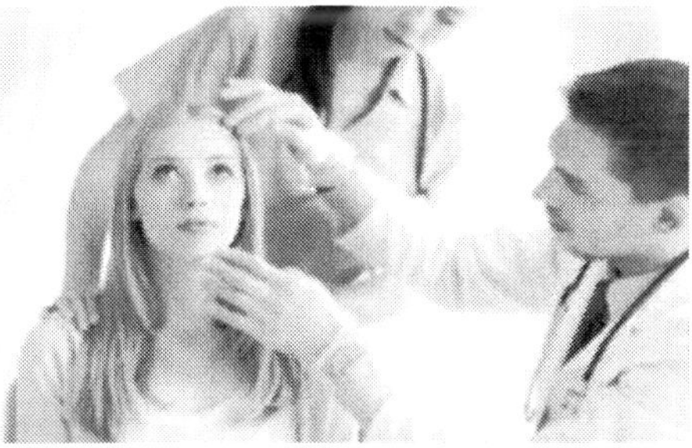

Solange Akne Bakterien auf Basis unserer inneren Haut-Balance ihrer eigentlichen Aufgabe – dem Schutz vor schädlichen Mikroorganismen – nachgehen können, sind sie für den Menschen ungefährlich. Die Bakterien ernähren sich von den Sekreten der Schweiß- und Talgdrüsen. Solange die Produktion der Sekrete ausbalanciert ist, bleibt unsere Haut gesund.

Akne Ursachen? Als eine der Hauptursachen für Akne wird immer wieder eine Überproduktion von Hormonen genannt, welche zu einer erhöhten Talgproduktion anregen. Als Folge davon produziert die Haut zu viel Talg, was dann die Poren verstopft und schließlich eine Entzündungsreaktion mit schmerzhaften Pickel, Zysten und Pusteln hervorruft.

Eine Überproduktion dieser Hormone ist jedoch nur ein Auslösefaktor von insgesamt 5. Und genau diese Auslösefaktoren lassen sich mit einer ganzheitlichen Akne Behandlung so beeinflussen, dass Akne NICHT ausbricht, auch dann nicht, wenn die Haut anfällig für Akne ist. Es gibt bereits tausende Betroffene, die ihre Akne ohne Medikamente auf natürliche Weise schnell und dauerhaft heilen. Und es kommen täglich mehr dazu.

"Aknemittel: Die Chancen und Risiken von Benzoylperoxid (BPO)"

Der Wirkstoff Benzoylperoxid (BPO) gehört zu den wichtigsten Wirkstoffen bei der äußerlichen Akne Behandlung. Erfahren Sie was BPO kann, welche Risiken es gibt und welche Fehler Sie vermeiden müssen.

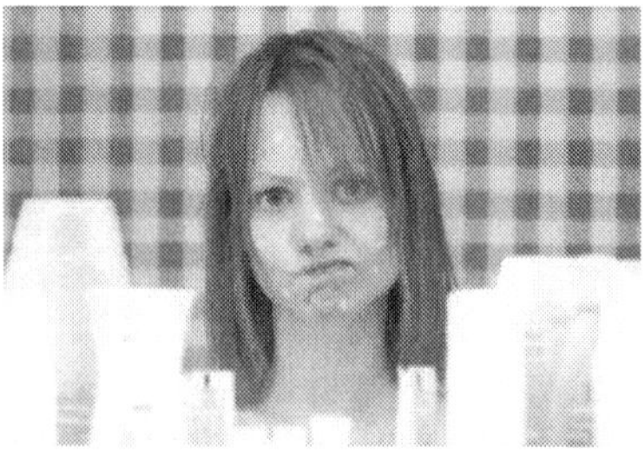

Vor 3 Monaten litt Yasmin an heftigen Unreinheiten und schmerzende, entzündete Pickel im Gesicht, die sie bei jedem Blick in den Spiegel ertragen musste. Yasmin probierte sämtliche Reinigungsmittel aus Drogerie und Apotheke, zuletzt eine Salbe vom Hautarzt. „Es hat leider alles nur kurzfristig geholfen und danach wurde es noch schlimmer."Eines dieser Aknemittel ist Benzoylperoxid.

Inhaltsstoff untersucht: Was ist Benzoylperoxid?

Akne Cremes, Gels und Waschlotionen mit dem Wirkstoff Benzoylperoxid (BPO) werden in der Schulmedizin seit vielen Jahren bei der äußerlichen Behandlung von leichten bis mittelschweren Akne-Symptomen eingesetzt.

Benzoylperoxid kann bei Akne Patienten aufgrund des antibakteriellen Effekts auf das Aknebakterium P.Acnes zu einer kurzzeitigen Besserung der Symptome beitragen. Allerdings trocknet diese Prozedur die Haut stark aus, was zu stärkerer Abschuppung führt. Umfangreiche Untersuchungen konnten KEINEN Effekt auf die Reduzierung der übermäßigen Talgproduktion feststellen, sodass die augenscheinlich positiven Effektive nur solange anhalten, wie die Benzoylperoxid Produkte angewendet werden.

So wirkt Benzoylperoxid

Die BPO Methode kann Pickel und unreine Haut sichtbar lindern. Erfahren Sie, wie es funktioniert und worauf Sie achten müssen.

Der Wirkstoff Benzoylperoxid spaltet sich nach Auftragen auf die Haut in Sauerstoff ab. Durch den Anstieg des Sauerstoffgehalts in den obersten Hautschichten wird das Bakterienwachstum vermindert. Die Hautschuppung verstärkt sich, Bakterien werden bekämpft. Die oberste Hautschicht löst sich auf. Die Poren werden befreit und überschüssiger Talg sowie Eiter können abfließen.

Dabei kann es zu einer Erstverschlimmerung kommen (sogenanntes „Aufblühen“ der Akne). Nach Abklingen der verschlimmerten Entzündungsreaktion folgt dann die äußerliche Ablösung von Mitesser und Unreinheiten und das Hautbild wird deutlich verbessert.

Anwendung

So empfehlen Dermatologen in der Regel das Auftragen von Cremes, Gels oder Salben ein- bis zweimal täglich auf die betroffenen Hautpartien. Anwendungsdauer beträgt mindestens vier Wochen, wobei die Verträglichkeit anfangs geprüft und bei stärkeren Hautreaktionen sofort die Dosis verringert werden muss.

Es werden Konzentrationen zwischen zwei und zehn Prozent empfohlen. Wichtig ist, dass die Behandlung mit Benzoylperoxid mit einer entsprechenden Hautpflege-Routine ergänzt wird, weil BPO die Haut stark austrocknet.

Zusätzlich zur BPO-Methode hat sich parallel eine Kombination aus 2mal wöchentlich Dampfbad mit Kamille + totes Meersalz Maske bewährt.

Warnung – Welche Nebenwirkungen hat Benzoylperoxid?

Relativ häufig treten allergische Hautreaktionen auf (z.B. Juckreiz, Hautrötungen, Bläschen).Sollten sich Symptome wie schuppige, gerötete und juckende Haut allerdings nach einer Woche nicht bessern, muss die Konzentration von BPO verringert werden.

BPO Cremes und Salben dürfen nicht auf Schleimhäuten, offene Wundern oder am Auge angewendet werden. Bei Kontakt muss es sofort mit viel Wasser abgespült werden. Bei Anwendung in der Schwangerschaft oder Stillzeit sollte die Anwendung von BPO mit einem Arzt abgestimmt werden, um potentielle Risiken abzuwägen.

BPO Vorteile

- Benzoylperoxid kann die begünstigten Faktoren wie erhöhte Talgproduktion, Verhornung der Talgdrüsenausgänge und Entzündungen durch Aknebakterien temporär eindämmen, indem es die oberen Hautschichten ablöst und desinfizierend wirkt – der Talg kann dadurch besser abfließen – und die Entzündung teilweise eingedämmt werden
- Die Nebenwirkungen von BPO sind im Vergleich zu typischen Akne-Medikamente relativ unproblematisch und erträglich

- BPO entwickelt keine Resistenz gegen das Aknebakterium p.acnes und kann somit längere Zeit angewendet werden.
- Immerhin: Im Gegensatz zu den Produkten im Drogeriemarkt ist die Wirksamkeit von BPO mit Studien belegt.

BPO Nachteile:

- Benzoylperoxid, ein Peroxid, wie der Name schon sagt, ist eine aggressive chemische Substanz, die ihre Haut „angreift“, stark austrocknet und abschuppt. Dadurch kommt es zu einer anti-verhornenden Wirkung, während Sie ihre Haut ständig “pflegen” müssen, um die Nebenwirkungen unter Kontrolle zu halten.
- Benzoylperoxid wirkt in erster Linie hautreizend.
- Die Talgproduktion bleibt gleich, das bedeutet, an den anderen Ursachen der Entstehung ihrer Akne ändert BPO nichts. Es ist reine Symptombehandlung

BPO Erfahrungsbericht

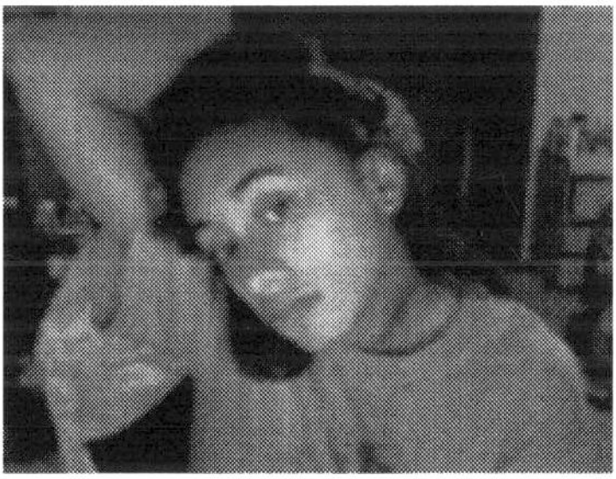

Ich habe meine Akne in Griff bekommen… OHNE BPO…klar freue ich mich wenn es Leute gibt, die mit BPO gut zurechtkommen, aber bei mir hat BPO mehr geschadet als es genutzt hat… ich habe eine Erklärung warum es keine dauerhafte Lösung für Akne ist.

Ich hatte die Benzoylperoxid-Produkte genauso angewendet wie hier beschrieben… zuerst BPO 3%, dann 5% und schließlich 10%. Ich habe BPO angewandt, dann Pflegeprodukte drüber und alles Mögliche und die ganze Sache wurde zunehmend schlimmer…ich dachte mir: ok das ist die Erstverschlimmerung…einfach mal abwarten.

Doch irgendwann konnte ich das nicht mehr ertragen…dieses ständige Herunterwaschen und eincremen mit Chemikalien…dann noch die ständige SUCHT nach Pflegeprodukten und das Abdecken mit Make-Up. Ich war nur noch genervt von BPO…ich hatte einfach nicht das Gefühl dass es meiner Haut hilft…dazu noch die vielen Klamotten die mir dieses Bleichmittel versaut haben.

Während meiner BPO Behandlung und der zunehmenden Verschlechterung meines Hautbildes meinte mein Freund: „Also Schatz, das kann doch nicht gut sein was Du da deiner Haut antust…“ und er hatte absolut Recht!!!

Das tägliche austrocknen und Vollgeschmiere von Peroxiden und Tensiden und künstlichen Ölen bescherte mir zunehmend das Gefühl meine Haut sei zugekleistert (es war nicht mehr meine Haut)… das Gefühl mir jeden Tag selbst zu schaden indem ich TÄGLICH CHEMIKALIEN auf meine Haut klatsche haben mich dazu gebracht einfach aufzuhören ätzende Salben zu benutzen.

Dass Akne Problem ist doch eigentlich bei 90% der Fälle inneres Ding, also Akne ist immer eine Sache die von innen kommt… und deshalb kann Akne nur von innen behandelt werden… Du kannst die Symptome äußerlich lindern, aber geheilt kann Akne nur von innen.

Als mir das klar wurde, habe ich mich intensiv mit den versteckten Akne-Auslöser befasst. All das hat dazu geführt, dass meine Haut einfach gesund ist und sich gut anfühlt (so wie früher, als ich noch keine Akne hatte – gut vereinzelt mal ein paar Pickel und Unreinheiten, aber kein Vergleich zu vorher)… jetzt trau ich mich sogar ungeschminkt aus dem Haus.

So, das war meine persönliche „Nie-wieder-BPO-trotzdem-reine-Haut“ Erfolgsgeschichte

"Gefährliche Akne Medikamente: Was Sie über Isotretinoin wissen sollten"

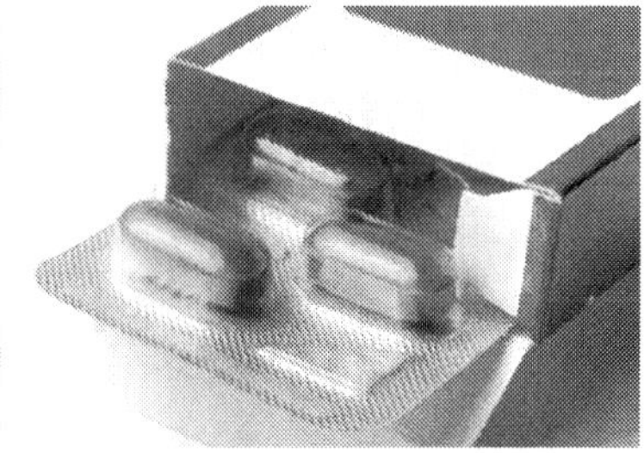

Wenn Sie an schwere Akne leiden und nichts hat bisher geholfen, dann hat ihr Hautarzt wahrscheinlich Aknen**min oder ein anderes Medikament mit dem Wirkstoff Isotretinoin verschrieben. Kann dieses Mittel wirklich ihre Akne stoppen? Lesen Sie weiter und erfahren Sie die schockierende Wahrheit:

Medikamente gegen Akne

Akne Betroffene wissen, wie schlimm es ist und wie es auf die eigene Psyche und das Selbstwertgefühl wirkt. Eitrige Pusteln und unzählige Mitesser im Gesicht, am Hals, dem Dekolleté und dem Rücken verunstalten das Erscheinungsbild und führen zu tiefen Schmerzen im Herzen.

Nicht ohne Grund greifen viele zum angeblichen „Wundermittel" Isotretionoin. In Foren werden Adressen von Hautärzten ausgetauscht, die das Akne Medikament vielleicht am ehesten verschreiben würden.

Erstaunliche Vorher-Nachher-Bilder von ehemaligen Patienten lassen schnell vergessen, dass mit der Therapie auch erhebliche gesundheitliche Risiken verbunden sind.

Was ist Isotretinoin?

Isotretinoin wurde erstmals in den 1980er Jahren in den USA unter dem Namen Roa**otan bzw. Acc**ane auf den Markt gebracht und ist seitdem das am meisten verschriebene Medikament gegen Akne überhaupt.

Der Wirkstoff Isotretinoin, auch bekannt unter dem Namen 13-cis-Retinsäure, ist ein synthetisches Vitamin A-Derivat und wirkt sich, genau wie Vitamin A, positiv auf den Aufbau und die Funktion der Haut aus.

Es kann oral als auch in Form von Cremes oder Gels lokal angewendet werden. Die Art der Anwendung richtet sich nach dem Ausprägungsgrad der Akne. Wurde es anfangs nur für allerschwerste Fälle von Akne verwendet, gibt es heute leichter dosierte Cremes und Gele, die für mittelschwere Akne eingesetzt wird. Die orale Einnahme ist fast ausschließlich tolerierbar, wenn es sich um eine ausgeprägte Akne vulgaris oder sogar Akne conglobata handelt.

Medikamente mit Isotretinoin als Wirkstoff können ausschließlich vom Dermatologen nach ausführlicher Untersuchungen verschrieben werden.

Sie sollten erst dann über eine Therapie mit Isotretinoin nachdenken, wenn bereits sämtliche Behandlungsalternativen ausgeschöpft wurden. Schulmedizinisch gesehen sind antibiotische und topische Therapien das Mittel erster Wahl. Übliche Handelsnamen für Medikamente mit dem Wirkstoff auf dem deutschen Markt sind Iso*ret-He*al, Akn*normin, Isog*alen, Roa*utane und Iso*rex (Gel).
Eine Behandlung in Eigenregie ist nicht möglich und aufgrund der teils starken Nebenwirkungen nicht zu empfehlen. Besonders für Frauen im gebärfähigen Alter gelten strenge Richtlinien für die Therapie, da das Medikament stark fruchtschädigend wirkt.

Wie wirkt Akn*normin?

Um die positive Wirkung des Isotretinoin zu verstehen, schauen wir uns die Prozesse an, die Akne erst entstehen lassen.

Akne Patienten leiden durch einen Überschuss von männlichen Sexualhormonen im Körper an einer erhöhten Talgproduktion. Die Haut um die Talgdrüsen verhärtet sich und es bilden sich Mitesser, in der Fachsprache als Komedonen bezeichnet. Durch diese Verstopfung kann sich das Bakterium Propionibacterium acnes verstärkt vermehren und es kommt zu einer Entzündungsreaktion, die sich in unseren Gesichtern dann als schmerzhafte Pickel zeigen.

Der Wirkstoff Isotretinoin setzt nun an mehreren Problemstellen an. Zuerst bewirkt das Medikament, dass sich krankhaft veränderte Talgdrüsen und die Haut rund um Haarfollikel wieder normalisieren. Dabei wird die Talgproduktion künstlich eingeschränkt. Desweiteren verändert der Wirkstoff die Struktur der Haut. Die Produktion von Kollagen und Fibronektin werden angekurbelt und sorgen für ein schnelleres Abklingen von Entzündungen und verringern die Narbenbildung der Haut erheblich.

Die Dauer der Therapie ist unterschiedlich, bei den meisten Patienten bewegt sie sich zwischen fünf und acht Monaten. Etwa 10 Prozent der Patienten müssen für einen längeren Zeitraum behandelt werden.

Wichtiger als die Behandlungsdauer ist bei Isotretinoin die Gesamtdosis des Medikaments, die über einen bestimmten Zeitraum eingenommen wird. In medizinischen Fachkreisen wird eine Gesamtdosis von mindestens 120 mg pro Kilogramm Körpergewicht empfohlen, um das Risiko eines Rückfalls zu minimieren.

Einige Studien empfehlen eine Gesamtdosis von 140 mg Medikament pro Kilogramm Körpergewicht und eine Behandlungsdauer von sechs bis acht Monaten, um die Rückfallquote so gering wie möglich zu halten. Die Tagesdosis kann von 0,2 mg bis 1 mg pro Kilogramm Körpergewicht variieren.

Grundsätzlich kommt es auf den Zustand und den Grad ihrer Akne an. Einige Patienten reagieren sehr empfindlich und haben bereits bei einer geringen Dosierung stark mit den üblichen Nebenwirkungen zu kämpfen. In der Regel beginnt die Therapie mit einer geringen Dosis, die bei Wohlbefinden des Patienten bis auf die Maximaldosis gesteigert werden kann.

Welche Nebenwirkungen gibt es?

Bei vielen Patienten kommt es in den ersten Wochen der Behandlung zu einer deutlichen Verschlechterung des Hautbildes. Diese sogenannten „Flare-ups“ entstehen dadurch, dass das Medikament an einigen Stellen bereits wirkt, damit aber die bestehende Situation der Haut negativ beeinflusst.

Hat der Körper beispielsweise als erstes damit reagiert, die Talgdrüsen zu verkleinern, die vorher krankhaft vergrößert und verhärtet waren, wird die überaktive Talgproduktion dazu führen, dass die nun normalisierten Talgdrüsen noch eher verstopfen und sich entzünden.

Der Körper braucht also einige Wochen, um die vielen Angriffspunkte, an denen der Wirkstoff ansetzt, zu regulieren. Erst dann kann sich die Haut nach und nach beruhigen. Das Hautbild wird sich – laut Angaben der Hersteller – nach der anfänglichen Verschlechterung dann immer weiter verbessern.

Die Wirksamkeit der Isotretinoin-Therapie ist weitreichend belegt. Dabei ist aber vor allem darauf hinzuweisen, welche teils schwerwiegenden Nebenwirkungen auftreten können.
Leichte Nebenwirkungen der Therapie sind vor allem trockene Haut Die gesamte Haut am Körper wird sehr trocken, besonders die dünne Gesichtshaut leidet unter der Therapie. Es kommt zu rissigen Lippen und trockenen Augen.

Mit der fortschreitenden Dauer kann sich eine Rötung der Haut einstellen, die sich erst nach Ende der Therapie langsam wieder verliert. Besonders stark von Akne betroffene Stellen röten sich und regenerieren sich erst nach und nach.

Es kommt während der Akne-Therapie ebenfalls zu einer stark ausgeprägten Sonnenempfindlichkeit. Lange Aufenthalte in der Sonne sollten während der Therapie vermieden werden. Bei vielen Patienten kommt es zu Nachtblindheit. Dieser Umstand muss unbedingt beachtet werden; nächtliches Autofahren kann sehr gefährlich werden.

Eine weitere häufige Nebenwirkung vor allem bei Jugendlichen sind Muskel- und Gelenkschmerzen. Auf Krafttraining sollte während der Therapie verzichtet werden. Auch Ausdauertraining kann zu Schmerzen in den Gelenken führen und sollte vermieden werden, sofern Beschwerden auftreten. In seltenen Fällen kann auch eine Verdickung der Knochen auftreten.

Gibt es Spätfolgen?

In seltenen Fällen kann es zu schwerwiegenden Nebenwirkungen kommen wie Darmentzündungen sowie Beeinflussung der Psyche. So wird in mehreren Studien der Zusammenhang zwischen der Isotretinoin-Therapie und Depressionen aufgezeigt. Stimmungsschwankungen, depressive Verstimmungen bis hin zu Depressionen und sogar verursachte Selbstmorde stehen im Zusammenhang mit der Akne*ormin-Therapie.

Gerade bei Jugendlichen, die sich bereits in einer schwierigen und intensiven Zeit ihres Lebens befinden und starke Änderungen durchlaufen, kann sich das Akne-Medikament negativ auf die Persönlichkeitsentwicklung auswirken. Studien zeigen auf, dass auch Jahre nach Beendigung der Therapie, Persönlichkeitsveränderungen bestehen bleiben. Es wird inzwischen davon ausgegangen, dass der Wirkstoff in den Gehirnstoffwechsel eingreift. Gerade bei noch heranwachsenden Jugendlichen ist das fatal.

„Meine Erfahrungen mit Iso & der Pille“

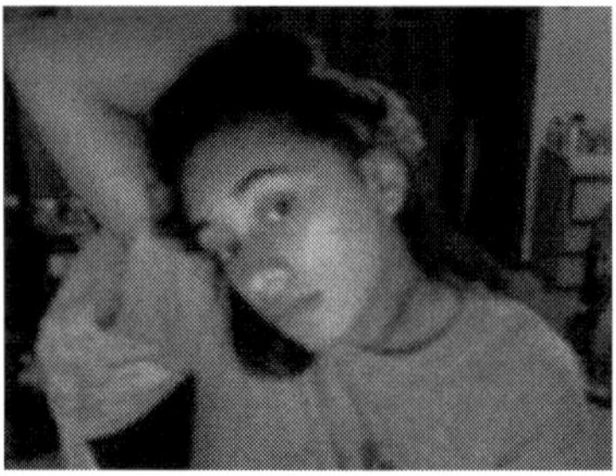

Als ich 13 war, fing ich an Akne zu bekommen. Meine Eltern meinten, dass sie auch Akne hatten als Teenager und es also zu erwarten war. Zuerst waren es nur sehr kleine Pickel, die aber schnell größer und bösartiger wurden

Mit 14 hatte ich schon erhebliche Narben auf meinem Rücken und meinem Gesicht. Die Akne auf meinem Rücken war so schlimm, dass ich Narbenbildung bekam. Mir wurde die Pille verschrieben, sodass ich die Akne unterdrückte. Fast 9 Jahre blieb ich auf der Pille. Ein -oder zweimal versuchte ich aufzuhören, aber meine Akne kam zurück in einem Monat oder zwei und es war genauso schlimm oder noch schlimmer als zuvor.

Das auf dem Bild bin ich, nachdem ich angefangen hatte, die Pille zu nehmen. Grausames Foto, ich weiß. (Meine Mutter hat mir geholfen, ein Foto von mir mit Akne auszusuchen, aber wir waren einstimmiger Meinung, dass keins von den Fotos das wahre Ausmaß meiner Akne zeigt).

Mit dem Schweregrad meiner Akne, war ich ein perfekter Kandidat für Isotretinoin. Im Januar wurde mir eine 6-monatige Behandlung von Akne*ormin verschrieben. Ich benutzte immer noch die Pille, die meine Akne unter Kontrolle hatte bis zu dem Zeitpunkt. Ich habe über manche Nebenwirkungen von Akne*ormin gehört, wie Geburtsfehler und Selbstmordgedanken, aber für gewöhnlich lese ich nicht die Liste der Nebenwirkungen, weil es ziemlich stressig sein kann.

Glücklicherweise erlitt ich keine schlimmen Nebenwirkungen mit Akn*normin. Ich erlitt manche, aber nur die gewöhnlichen. Meine Gesichtshaut wurde sehr empfindlich, trocken und schuppig während der Behandlung und ich hatte tägliches Nasenbluten.

Ich beendete meine Behandlung im Juni. Sobald ich mit dieser Behandlung am Ende war, hörte ich auf die Pille zunehmen und war 6 Monate lang aknefrei und ohne Medikamente. Es war großartig, aber im Dezember bekam ich wieder hässliche Beulen im Nacken. Der Arzt meinte, dass es meine Akne war, die wieder zurückkommt. Er empfahl mir, wieder die Pille zu nehmen. Zu der Zeit dachte ich, dass es die beste Entscheidung ist, also war ich damit einverstanden.

Bis zum 20. Lebensjahr konnte ich praktisch alles essen ohne Verdauungsprobleme. Dann änderte sich alles über Nacht. Ich hatte keine Zweifel, dass Isotretinoin mein Verdauungssystem zu einem gewissen Grad beschädigte.

Ich denke, dass ich Glück hatte mit Akn**ormin, weil ich im Stande war die Verdauungsprobleme, die Isotretinoin verursachte, zu entdecken und zu beheben ohne Medikamente zu nehmen. Andere Menschen hatten nicht dasselbe Glück wie ich. Viele Menschen, die Isotretinoin zu sich nahmen, bekamen viel schlimmere Nebenwirkungen.

Iso/Roa wurde auch als Auslöser von Darmschädigungen in Verbindung gebracht. Ich habe ehrlich gesagt nicht gewusst, dass Darmerkrankungen eine mögliche Nebenwirkung von Isotretinoin waren als ich anfing es zu nehmen. Ich bevorzuge aber immer die positive Seite einer Situation zu sehen. Wenn ich nicht unter Nebenwirkungen gelitten hätte, dann hätte ich mich niemals mit den wahren Akne Ursachen beschäftigt oder irgendetwas über holistische Heilung gelernt.

Ich würde niemandem die Einnahme von Isotretinoin oder anderen Medikamenten bei Akne empfehlen. Nicht einmal die Pille. Im Oktober habe ich aufgehört die Pille zu nehmen, als ich mit den Tipps aus dem Ratgeber “Nie wieder Pickel - Endlich Aknefrei” angefangen habe und es hat ein Jahr gedauert, um meine Hormone auf die richtige Strecke zu bringen. Es gab Zeiten, wo meine Regel für 3 Monate ausfiel.

Die Ärzte werden Dir immer sagen, dass die Pille sicher ist, wo es eigentlich sehr viele Nebenwirkungen gibt, die sie Dir nicht sagen, so wie erhöhtes Risiko von Brustkrebs, Gebärmutterhalskrebs, Magen-Darm-Probleme, Kardiovaskuläres Risiko, Blutgerinnsel, eingeschränkte Funktion der Schilddrüse, verminderter Libido und verminderte Knochendichte.

Ich bin mir nicht sicher, ob Iso/Akn*normin mir bei meiner Akne geholfen hat. Aber unwichtig ob es geholfen hat oder nicht, es hat sich nicht wirklich gelohnt, die Gesundheit zu opfern. Die möglichenNebenwirkungen von Isotretinoin sind seitenlang und auch wenn Du mit der Behandlung fertig bist, kannst Du am Ende nach Monaten oder Jahren die Nebenwirkungen spüren.

Es ist sehr verlockend, ein Medikament zu nehmen, das deine Hautprobleme angeblich löst, aber vergiss nicht, dass Medikamente nur die Symptome überdecken und es wird Dich vieles kosten. Jedem, der unter Akne leidet, empfehle ich, die Wahrheit über Akne zu erfahren, bevor Du auf Arzneimittel zurückgreifst.

Es ist wirklich einfach sich wegen Akne wie ein Opfer zu fühlen und zu denken, dass Dir nichts helfen wird, aber bedenke, dass Akne nicht grundlos auftaucht; auf diese Weise möchte Dir Dein Körper mitteilen, dass etwas nicht in Ordnung ist und dass Du Dich natürlich heilen kannst und sollst. Gebe nur nicht die Hoffnung auf!

Danke an alle für das Lesen. Dies war ein sehr persönlicher Beitrag für mich, aber die Menschen müssen sich bewusst sein, dass viele Akne Medikamente sehr schlimme Nebenwirkungen verursachen, die oft nicht nur vorübergehend sind.

Ich wünschte mir, ich hätte all die Sachen die ich jetzt über Akne Medikamente wie Isotretinoin und Akn*no*min weiß, früher gewusst. Aber es bringt nichts über die Vergangenheit nachzudenken. Ich hoffe, dass diese Information jemandem dabei helfen wird, sich natürlich zu heilen.

Kapitel 2: AKNE BEHANDELN

"Entzündete Pickel in der Pubertät? Akne schneller wegspülen mit diesem Behandlungsplan"

Welche Hausmittel, Essenzen und Masken bei Akne helfen können

Um Akne erfolgreich vorzubeugen muss das Ziel grundsätzlich die Ausgeglichenheit der Haut sein. Bleiben beispielsweise die auftretenden Symptome von Akne unbehandelt, breitet sich die Krankheit im schlimmsten Fall aus.

Obwohl Akne in den meisten Fällen eine Krankheit ist die von innen kommt, so tragen auch äußerliche Pflegemaßnahmen ein sehr großen Teil zum Erfolg einer ganzheitlichen Akne-Therapie bei.

Dampfbäder gegen Akne

Wie mache ich ein Gesichtsdampfbad? Erhitzen Sie einfach 1 Liter Wasser in einem Kochtopf und stellen ihn mit einer Unterlage auf den Esstisch.

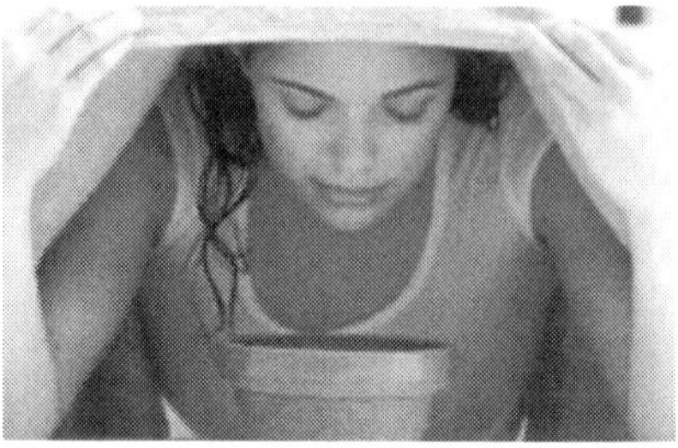

Heben Sie dann ihr Gesicht mit einem Handtuch abgedeckt etwa 5-10 Minuten über den warmen aber nicht zu heißen Wasserdampf.

Die Wärme wird ihre Hautporen öffnen, sodass der Talg und die verstopfte Poren durch das Schwitzwasser ausfließen.

Sie können auch einen Schritt weiter gehen und ein paar Tropfen Kamille hinzugeben. Ein Kamille Dampfbad wirkt entzündungshemmend gegen Pickel und Akne. Mit einem milden Dampfbad ist ihre Haut ideal für eine anschließende Gesichtsmaske vorbereitet. Ein bis zweimal die Woche reicht vollkommen aus.

Gesichtsmasken gegen Akne

Klärende Gesichtsmasken sind eine wirkungsvolle Waffe gegen Akne, weil sie überschüssige Fette und Unreinheiten aufsaugen. Sehr gut sind Gesichtsmasken mit einem hohen Bentonit- oder Eiweißgehalt. Abzuraten ist von alkoholhaltigen Gesichtswassern, weil sie die ohnehin schon angegriffene Haut unnötig reizen und austrocknen.

Eine **Bentonit Maske** hilft hervorragend gegen Akne, weil sie Talg und Eiter absorbiert. Ein bis zweimal wöchentlich kann Bentonit zusammen mit etwas Wasser und einigen Tropfen Teebaumöl zu einem Brei zusammengemischt werden.

Wichtig ist, dass es nicht zu flüssig ist. Einfach dick auf die betreffenden Hautstellen aufstreichen und nach 30 Minuten wieder abwaschen. Achten Sie darauf, dass die Maske NICHT auf ihrer Haut trocknet. Denken Sie auch daran, dass Bentonit eine absorbierende, etwas austrockende Wirkung hat. Daher sollten Sie diese Maske nicht öfter als 1-2 Mal pro Woche anwenden.

Heilerde gegen Akne

Heilerde* [1] ist bekannt als gutes Hausmittel gegen Pickel. Doch es hat auch positive Wirkung bei der natürlichen Behandlung von Akne.

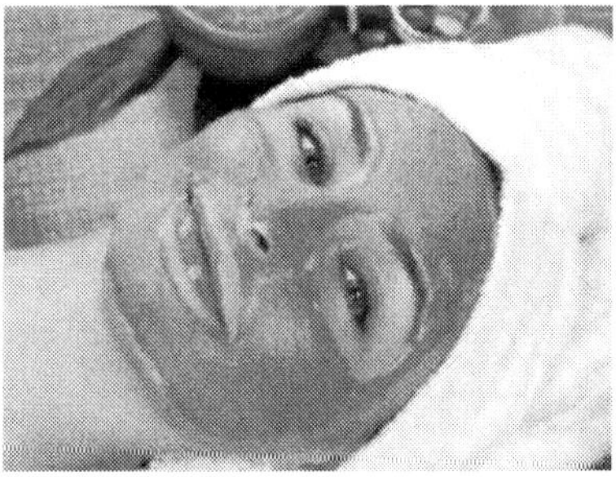

Besonders bewährt hat sich eine Heilerde Maske, die mit kaltem Wasser und drei Esslöffel in einer Schüssel zu einem dickflüssigen Brei zusammengerührt werden.

Sie können die Gesichtsmaske anschließend mit einem Wattepad auftragen. Achten Sie darauf, dass der Mund und die Augenpartie ausgespart werden. Nachdem die Gesichtsmaske vollständig getrocknet ist, können Sie diese mit lauwarmen Wasser abwaschen. Die Heilerde Maske können Sie ein bis zweimal wöchentlich zur porentiefen Klärung ihrer Gesichtshaut verwenden.

Hausmittel gegen Akne

Im Gegensatz zu vielen konventionellen Cremes und teils aggressiven Mittelchen stehen Ihnen auch echte natürliche Alternativen zur Verfügung. Einige Pflanzen, darunter Teebaumöl aber auch Grüner Tee können aufgrund ihrer Wirksamkeit und Sicherheit mit synthetischen Mittel für leichte bis mittelschwere Akne verglichen werden.

Von Pflanzen abgeleitete Phenolverbindungen besitzen nachweislich eine antibakterielle Wirkung. Diese natürlichen Mittel sind – bei richtiger Anwendung – ohne Gesundheitsrisiken und sehr sanft zur Haut. Und das Beste ist: Viele dieser Mittel sind zu einem erschwinglichen Preis leicht im Handel erhältlich.

Teebaumöl bei Akne

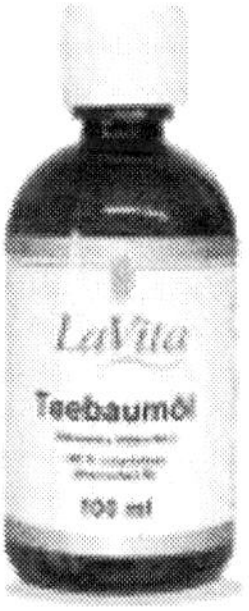

Teebaumöl* [2] ist eines der besten natürlichen Mittel gegen Akne. Daten aus einer einzelnen Studie zeigten einen potenziellen Nutzen von Teebaumöl im Vergleich zu Placebo bei der Verbesserung der Gesamtzahl der Hautentzündungen. Denn es hat ebenfalls eine antibakterielle Wirkung und kann so die Akne Bakterien auf der Hautoberfläche auf natürliche Weise bekämpfen.

Dabei reicht es aus, ein Tropfen Teebaumöl mit einem Teelöffel Wasser zu verdünnen und mit einem Wattestäbchen oder einem Pad auf die Haut aufzutragen. Anschließen waschen Sie das Teebaumöl mit lauwarmen Wasser wieder ab

Grüner Tee gegen Akne und Pickel

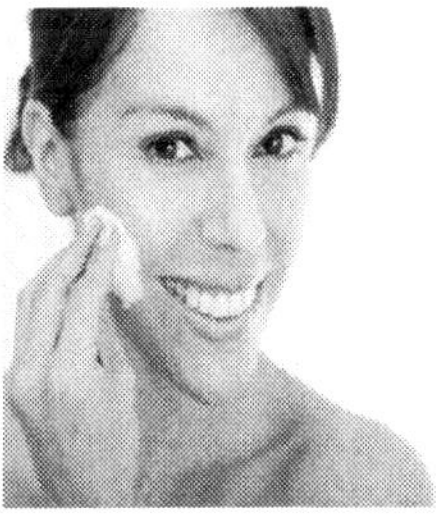

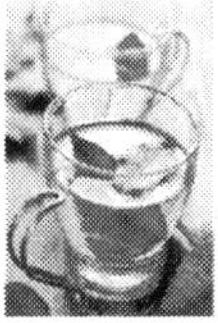

Grüner Tee ist ein Beautywunder. Äußerlich angewendet wirkt Grüner Tee antibakteriell und hilft, die Rötung und Entzündung zu reduzieren.

Die antioxidativen und adstringierenden Eigenschaften vom grünen Tee helfen, vergrößerte Poren zu verkleinern. Dadurch wird die Haut glatter und straffer.

Als Gesichtswasser

Einfach ¼ Tasse frisch gebrühten grünen Tee mit ¼ Tasse Wasser vermischen. Einen Wattebausch in dieser Lösung tränken und damit die betroffenen Stellen betupfen. Die Lösung 10 bis 15 Minuten wirken lassen und dann mit kaltem Wasser abspülen. Die Anwendung 2 Mal täglich wiederholen.

Als Gesichtsmaske

Einfach 1 Tasse grünen Tee zubereiten und den Tee abkühlen lassen. Ein paar Esslöffel vom Tee mit 2 Esslöffel Bentonit Erde vermischen und zu einer Paste verrühren. Die Paste im Gesicht verteilen und vollständig trocknen lassen. Anschließend das Gesicht vorsichtig mit warmem Wasser spülen.

Als Kompresse

Tränken Sie ein sauberes Baumwoll- oder Leinenhandtuch in dem grünen Tee. Legen Sie das feuchte Tuch auf die betroffene entzündete Körperstelle, über welches ein trockenes Tuch gelegt und befestigt werden sollte. Der Umschlag kann bis zu 3-mal täglich eingesetzt werden und sollte etwa 15 bis 30 Minuten einwirken.

"Ernährung bei Akne: Diese 3 Lebensmittel sollten Sie vermeiden"

Hilfe bei Akne – Die Reine Haut Ernährung

Mittlerweile haben unzählige Akne-Patienten davon berichtet, dass sie beobachten haben, wie einige Nahrungsmittel plötzlich ihre Akne verschlimmert. Andere gaben an, dass einige Nahrungsmittel ihre Beschwerden von einem Moment auf den anderen gelindert haben.

Akne wird in vielen Fällen durch Reaktionen auf bestimmte Lebensmittel verstärkt. Im Umkehrschluss bedeutet dies, dass die Akne durch die ausbleibende Zufuhr von Risiko-Lebensmittel deutlich eingedämmt, wenn nicht sogar vollständig geheilt wird.

Im Gegensatz zu den fragwürdigen 60-iger und frühen 70-igern bekannt gewordenen Studien belegen heutige Forschungsergebnisse stichhaltig, dass die Verbindung zwischen Ernährung und Akne von größter Bedeutung sind.

3 verbotene Lebensmittel

#1: Milch

Sie enthält so unglaubliche starke Wachstumshormone, um ein Kalb von 40 Kilo bei der Geburt auf 453 Kilo bei körperlicher Reife zwei Jahre später heranwachsen zu lassen.

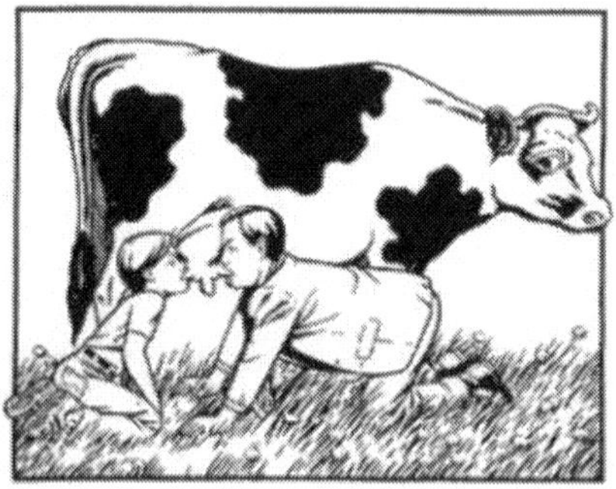

Im Vergleich dazu wird ein Säugling mit 2-3 Kilo geboren und wiegt bei körperliche Reife 21 Jahre später zwischen 45 und 90 Kilo.

Die in der Kuhmilch enthaltenen Wachstumshormone können das Hautbild verschlechtern, weil sie die Überproduktion von Hauttalg auslösen. Die Wahrheit ist, dass Milch für die eigenen Kälber bestimmt ist. Kein anderes Lebewesen trinkt die Muttermilch eines anderen Lebewesens – außer wir Menschen, und das im Erwachsenenalter. Und obwohl es wissenschaftlich bewiesen ist, dass Milch unserem Körper mehr schadet als nutzt, wird es immer noch als gesundes Lebensmittel angepriesen.

Sie können Milch und Milchprodukte einfach durch Bio-Mandel, Kokos oder Hafermilch ersetzen. Sie werden die Resultate schlagartig in ihrem veränderten Spiegelbild sehen und ihr Körper wird sich vitaler anfühlen

Ist das nicht eine tolle Sache… und alles nur wegen diesem Tipp? Kommen wir zum 2. verbotenen Lebensmittel.

#2: Zuckerhaltige Getränke & Lebensmittel

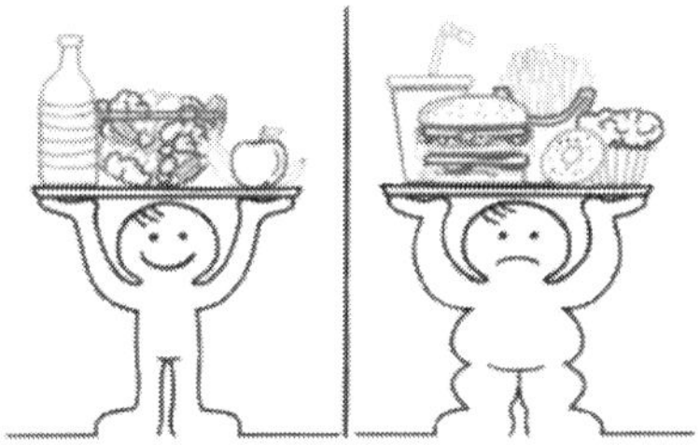

Weißer Industriezucker oder zu viel Fruchtzucker, können die Auslösung von talgstimulierende Hormonstoffe fördern.

Dies kann das empfindliche Gleichgewicht der Hormone stören und ihren Blutzuckerspiegel beeinflussen. Ein erhöhter Blutzuckerspiegel führt wiederum zu einem Insulin-Ausstoß und das führt wiederum zu einer erhöhten Hormonproduktion.

Weil Insulin nicht nur die Androgen-Produktion und die damit verbundene Talgproduktion erhöht, sondern vor allem auch spezifische Wachstumsfaktoren von Entzündungsprozessen im Körper freisetzt, sollte bei Akne strikt darauf geachtet werden, dass starke Blutzuckerschwankungen vermieden werden.

Um die Heilung von Akne zu erleichtern, ist es empfehlenswert, auf Lebensmittel zu verzichten, die den Blutzuckerspiegel stark ansteigen lassen. Das sind zumeist zuckerreiche Lebensmittel – also Lebensmittel mit einer hohen glykämischen Last oder auch auch weisser Reis, Frühstücksflocken, Kuchen, Back- und Teigwaren, zuckerhaltige Softdrinks (wie Cola, Fanta, Red Bull), Eis und zuckerreiche Süßigkeiten aller Art.

#3:Weizenprodukte & raffinierte Kohlenhydrate

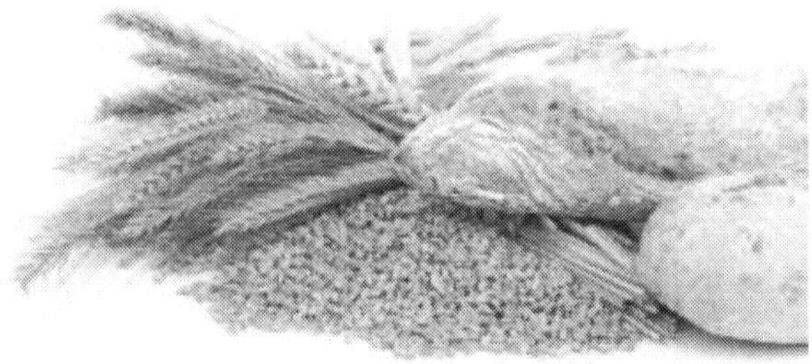

Ein Lebensmittel, das den Blutzucker rasant in die Höhe jagt, ist Weißbrot. Weizen ist nicht nur problematisch bei Akne, sondern birgt viele verschiedene Gesundheitsrisiken.

Die gute Nachricht ist, dass es tonnenweise andere leckere Lebensmittel gibt, die exzellent für ihre Haut sind.

Empfehlenswerter für ihren **Akne Ernährungsplan** sind hier in erster Linie Gemüse, die meisten Früchte, Nüsse, Mandeln, Eier, Salate aber auch Produkte aus Vollkorn-Getreide, weil sie aufgrund der Ballaststoffe den Blutzuckerspiegel deutlich weniger in die Höhe treiben als Gebäck aus Weißmehl.

“Entdecken Sie den Anti Akne Ernährungsplan für reine Haut”

Grundlagen der Reine Haut Diät

1. Essen Sie alle zweieinhalb bis drei Stunden eine nährstoffreiche Mahlzeit oder Mini-Mahlzeit, um den Blutzucker- und Insulinspiegel im

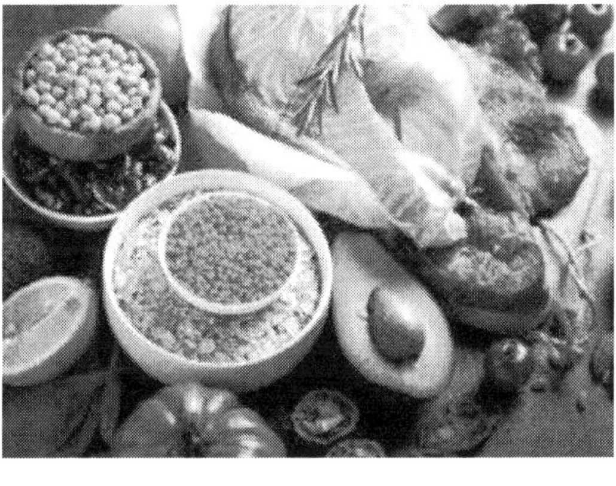

Gleichgewicht zu halten. Dadurch vermeiden Sie

Heißhunger und es wird einfacher sich mit guten Sachen zu ernähren. Vermeiden Sie ungesunde, verarbeitete, zuckerhaltige und trans-fetthaltige Snacks.

2. Halten Sie in Gedanken fest, dass die Umstellung nur am Anfang herausfordernd erscheint. Die ersten paar Tage bis Wochen müssen Sie sich "anstrengen", danach wird es zur Gewohnheit und Sie wollen gar nicht mehr darauf verzichten, weil es Ihnen und ihrer Haut sooo gut tut.

Lebensmittel, die Sie BEVORZUGEN sollten

1) Gemüse, Gemüse, und noch mehr Gemüse – einschließlich Meeresgemüse. Konsumieren Sie täglich mindestens fünf Portionen aus sehr bunten Obst und Gemüse. Folgen Sie den Regenbogenfarben und Obst, insbesondere blaue Beeren und Grapefruit
2) Vorsicht jedoch mit Früchten, die ein hohe Konzentration von Zucker beinhalten, wie z.B. Bananen, Wassermelonen und Rosinen
3) Proteine – insbesondere wild gefangene und kleine Fische wie Sardinen, Sardellen und Makrelen. Wilder Bio-Lachs (keine Aquakultur) ist ebenfalls eine einfache Wahl. Hochwertige Krill-Öl Kapseln* [3] sollten in Betracht gezogen werden.
4) Mageres Fleisch und Geflügel, von Gras gefüttert oder aus der Freilandhaltung. Eine Begrenzung von rotem Fleisch auf einmal pro Woche ist empfehlenswert
5) Eier, besonders mit viel Omega-3-Fettsäuren aus der Freilandhaltung.

6) Kohlenhydrate - brauner Reis, Quinoa, Buchweizen, Gerste und Bulgur. Weißbrot und Teigwaren sollten beschränkt verzehrt werden. Denken sie an Kohlenhydrate einiger Gemüsesorten einschließlich Kürbis, Süßkartoffeln und grüne Bohnen.
7) Fette/Öle – Extra natives Olivenöl, Omega-3-reiche Öle (Leinsamen und Nussbaum als Dressings) nicht zum Kochen, kleine Mengen von Sesamöl für den Geschmack und der Antioxidantien. Zusätzlich etwas Kokosöl (auch zum Dünsten bei niedriger Temperaturen geeignet). Omega-3-6 Verhältnis 2:1 beachten – Ölmischungen empfehlenswert von Udos Choice Ultimate Oil Blend* [4]
8) Gewürze und Kräuter - Ingwer, Kurkuma, und Zimt
9) Lacto-fermentierten Lebensmitteln für gesunde Darmflora - Ungezuckerter Joghurt, Kefir, Sauerkraut
10) Nüsse - Sie können mit Nüssen experimentieren, jedoch Vorsicht bewahren gegenüber Allergien, Auswirkung auf Akne und die Unverdaulichkeit (nicht zu viel). Paranüsse haben einen hohen Bestandteil an Selen; zwei oder drei pro Tag sind jedoch mehr als genug.
11) Getränke - Stilles Mineralwasser, Grüner Tee, Tomaten und 100 prozentigen Gemüsesäften (Natrium beachten!); eine Investition in eine eigene Saftmaschine für ihr Zuhause kann sich lohnen. Matcha Tee aus dem Reformhaus ist ebenfalls sehr gut geeignet und dazu noch ein exzellenter Kaffee-Ersatz (nicht mehr als 1-2 Tassen Kaffee/Tag)

Lebensmittel, die Sie REDUZIEREN sollten

- Obst - Vorsicht bei Früchten, die eine hohe Dichte an Zucker haben wie, Bananen, Wassermelonen und getrocknete Früchte. Heidelbeeren sind als Alternative ideal geeignet und haben einen sehr niedrigen glykämischen Index (GI) und sind weniger für den Blutzucker eine Gefahr.
- Gemüse - Vorsicht bei stärkehaltiges Gemüse, vor allem wo die Schale entfernt wird (z.B. gestampften Kartoffeln) der höheren GI kann den Blutzucker erhöhen.
- Lebensmittel mit längerer Haltbarkeit, insbesondere Fleisch mit Zucker oder mariniert bei hohe Hitze ohne von Feuchtigkeit zubereitet.
- Wurstwaren und Käse
- Kohlenhydrate - "Hoch-glykämisch", deren Bestandteil hoch an Zucker und niedrig an Ballaststoffen ist - Weißer Reis, Kartoffelpüree, Weißbrot und Teigwaren, Backwaren, die verarbeitet werden, hoher Zuckeranteil, gekocht und auf hohen, trockenen Temperaturen (hoher GI und Haltbarkeit).
- Pflanzliche Öle, die zum Kochen oder Braten auf hohe Temperaturen erhitzt wurden (Für das Braten oder Dünsten ist Kokosöl oder Butter besser geeignet – auch hier Temperatur beachten/nicht über dem Rauchpunkt)
- Künstliche Süßungsmittel (Aspartam, Süßstoff), Farbstoffe und Konservierungsstoffe
- Mais Sirup mit hohem Fructose Glukose Anteil (mit Zucker zu vergleichen)

"Hormonelle Akne? Wie Sie unreine Haut mit 20, 30 und 40 loswerden"

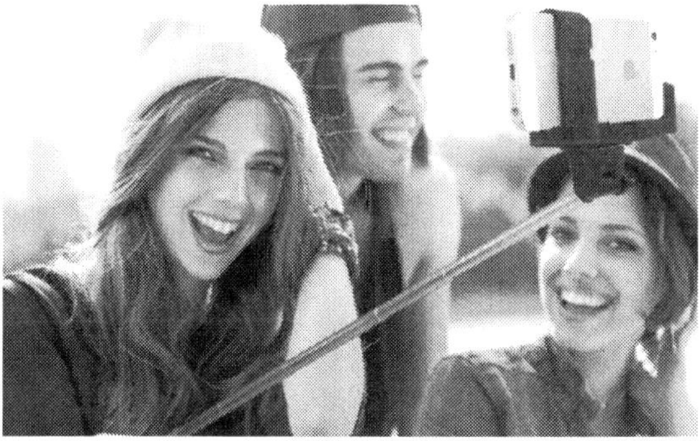

Hormone sind eine komplizierte Angelegenheit, da es unglaublich viele verschiedene von ihnen gibt, die wiederum in verschiedenen Organen produziert werden und um dem Ganzen noch eins draufzusetzen, beeinflussen die Hormone sich auch noch gegenseitig.

Wenn also ein Hormon aus der Balance gerät, dann reißt es das nächste Hormon mit.

Was ist die Ursache von hormoneller Akne?

Kurz gesagt: Bei einer hormonellen Akne sind die Sexualhormone Östrogen, Progesteron, Testosteron und Androgen nicht im perfekten Gleichgewicht.

Was sind die Symptome?

Diese Symptome sind einige Hinweise darauf, dass die Sexualhormone bei Ihnen nicht in Balance sind:

- Unregelmäßige Monatsblutungen
- Schmerzhafte Monatsblutungen
- Schmerzende Brüste
- Depression
- Ängste
- Müdigkeit
- Unerklärliche Gewichtszunahme oder -abnahme, hartnäckige Speckrollen
- Verringerte Libido
- Unregelmäßige Verdauung
- Unfruchtbarkeit
- Haarausfall
- Kopfschmerzen
- Starke Behaarung
- Zysten an den Eierstöcken

Es gibt noch einige weitere Hinweise darauf, dass Ihre Akne hormonell bedingt sein könnte – wenn sie sich abhängig von ihrem Menstruations-Zyklus verändern:

- Ihre Akne verschlimmert und verbessert sich abhängig von ihrem Menstruations-Zyklus. Bei starker hormoneller Imbalance kann die Akne aber auch über den gesamten Menstruations-Zyklus verteilt auftreten.
- Die Akne tritt rund um deinen Mund, an ihrem Kinn und an ihrer Kieferpartie auf.
- Die Akne kann zystisch sein – dicke, hartnäckige Unreinheiten, die lange zum Abheilen benötigen.
- Pusteln, Knötchen, verstopfte Poren und unebene, gefleckte Haut können ein Begleiter der hormonell bedingten Akne sein.
- Akne ist super hartnäckig! Meine Akne hat lange Zeit nicht auf herkömmliche Behandlungen wie äußerliche Anwendungen oder die Verbesserung des Lebensstils reagiert.

Falls Sie an sich einige dieser Symptome und Hinweise entdecken, dann kann das auf eine hormonell bedingte Akne hinweisen. Sie sind damit keinesfalls alleine, denn diese Form der Akne betrifft Millionen erwachsene Frauen.

Lassen Sie ihre Hormone testen

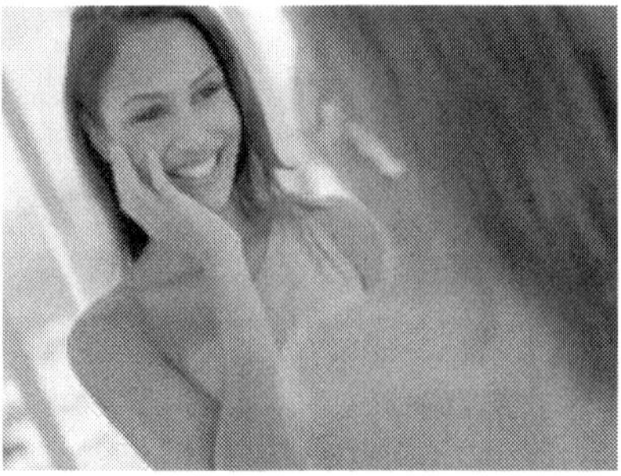

Ihre Hormone testen zu lassen, ist eine wirklich gute Idee. Denn nur durch einen Bluttest bei einem Schulmediziner oder einen Speicheltest bei einem speziellen Labor können Sie mehr über ihre hormonelle Situation herausfinden.

Selbstexperimente oder Einnahme von bio-identischen Hormonen ohne ein Gesamtbild ihrer Ist-Situation zu haben, ist wie durch eine Wolkendecke zu fliegen ohne Bordinstrumente. Hochgefährlich!

Lassen Sie mich eine Sache zum Hormontest sagen: In ihrem Blutkreislauf sind zwei verschiedene Arten von Hormonen zu finden:

Die **freien Hormone** und die **an Proteine gebundene Hormone**. Die freien Hormone sind die, welche die zuvor genannten Symptome verursachen können. Die meisten Ärzte testen die Gesamtheit ihrer Hormone und nicht das Aufkommen der freien Hormone.

Ihr Gesamtvorkommen an Hormonen kann dem Durchschnitt entsprechen, auch wenn die Anzahl ihrer freien Hormone nicht ideal ist. Sie erkennen das Problem? Achten Sie also darauf bei einem Bluttest vor allem ihre freien Hormone testen zu lassen.

Ich empfehle einen Speicheltest zu machen, denn durch den Speichel lassen sich ausschließlich die freien Hormone testen. Wenn Sie mehr über hormonelle Akne erfahren möchten und die natürlichen Behandlungsmöglichkeiten, dann empfehle ich Ihnen meinen Ratgeber "Frei von hormonelle Akne", den Sie zusätzlich zum "Nie wieder Pickel - Endlich Aknefrei" Komplettpaket hinzufügen können.

"An alle Lady: DAS müssen Sie bei Pickel nach *Absetzen der Pille* beachten"

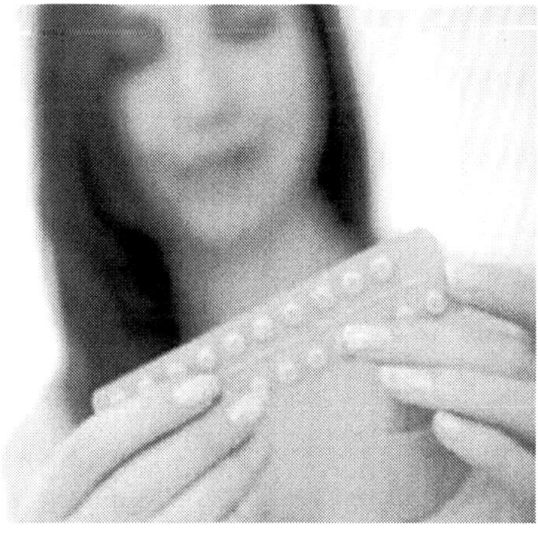

Viele Frauen, die an hormonell bedingter Akne leiden, lassen sich Verhütungsmethoden (die Pille) als “Off-Label” verschreiben, obwohl Ärzte das GAR NICHT DÜRFEN.

Die Pille überbrückt mithilfe synthetischen Hormone den natürlichen Hormonhaushalt und zwingt den monatlichen Zyklus in ein regelmäßiges Schema.

Abgesehen von einigen Schwankungen bleibt das Hautbild damit stabil. Allerdings ist auch bekannt, dass die Pille eine große Anzahl an bedenklichen Nebenwirkungen haben kann. Erfahren Sie, wie Sie hormonelle Akne ohne Pille behandeln.

Die Gefahren der Antibabypille

Die Antibabypillen sind eine tolle Sache um ungewollte Schwangerschaften zu verhindern.

Aber leider ist die Antibabypille nun mal ein synthetisches Produkt, was zwar kurzfristig die Symptome ihrer Akne unter Kontrolle hält, sich aber nicht zur Lösung des Grundproblems eignet. Die Antibabypillen sind also keine Langzeitlösung.

Davon abgesehen, leiden viele Frauen unter den Nebeneffekten der Antibabypillen und ganz ehrlich gesagt, hören sich manche dieser Nebenwirkungen sehr schlimm an!

Die Nebenwirkungen können eine niedrige Libido, Depressionen, Stimmungsschwankungen, Ängste, Gewichtszunahme, Schmerzen beim Sex, Energielosigkeit, Schmierblutungen, Schlaflosigkeit, Pilzinfektionen und ähnliches sein. Manche Frauen fühlen sich wie eine andere Person in der Zeit der Einnahme der Antibabypillen – dies kann ich aus eigener Erfahrung bestätigen!

Diese kurzzeitigen Nebeneffekte werden von langfristigen Risiken der Unfruchtbarkeit, Herzinfarkt, Schlaganfall, Blutgerinnsel und Tod begleitet. Die Risiken treten bei der Langzeiteinnahme der Antibabypillen ein. Das hört sich für mich nicht nach einem guten Tausch an!

Klar, nicht jede Lady leidet unter den Nebeneffekten und manche Frauen harmonisieren wunderbar mit der Antibabypille! Die Einnahme der Antibabypille ist also eine tolle Sache, wenn sie gut zu ihrem Körper passt, keine unerwünschten Nebeneffekte auftreten und die Wirkung stimmt. Falls für Sie die positiven Faktoren der Antibabypille überwiegen ist das toll!

Die meisten Frauen werden die Pille bei Akne früher oder später wieder absetzen müssen. Beispielsweise wenn sie Kinder wünschen, die Nebenwirkungen zu belastend sind oder die Pille einfach schon über einen sehr langen Zeitraum eingenommen wurde.

Was geschieht, wenn Sie die Pille absetzen?

Bei den meisten Frauen, die unter Akne gelitten haben, kehrt diese nach Absetzen der Pille zurück und die Entzündungen sind oft stärker als je zuvor. Schließlich unterbindet die Pille nur das hormonelle Ungleichgewicht, behandelt aber nicht die eigentliche Ursache.

Darüber hinaus kann das Absetzen der Pille unreine Haut verursachen. Diese Frauen hatten ursprünglich nie Probleme mit Akne und nach Beendigung der Einnahme sprießen Pickel wie in der Pubertät.

Der Grund dafür ist, dass sich der Körper an die starken synthetischen Hormone gewöhnt hat und seinen eigenen Rhythmus erst wiederfinden muss.

Pickel nach Absetzen der Pille? Diese Maßnahmen können helfen:

Wie kann Frau die Pille absetzen, ohne Pickel und unreine Haut zu bekommen?

#1: Bekämpfen Sie die inneren Akne Ursachen

Am besten sollten Sie damit schon anfangen, bevor Sie die Pille absetzen. Wenn Sie die Pille nicht nehmen, wird hormonelle Akne durch ein anderes Ungleichgewicht im Hormonspiegel verursacht.

Wenn ihr Körper alle Werkzeuge erhält, die er für ein gesundes Hormon-System benötigt, dann wird er die Hormone selbst regulieren. Das passiert natürlich nicht von heute auf morgen. Damit ihr Körper sein gesundes Gleichgewicht wiederfinden und das Akne-Milieu beseitigen kann, benötigt er vor allem Zeit.

Wenn Sie rechtzeitig die Ursache von Akne bekämpfen, dann wird ihr Körper ihre Hormone schneller regulieren, als wenn Sie "unvorbereitet" an das Absetzen der Pille herangegangen wären.

Tipp #2: Behalten Sie ihren Progesteron-Spiegel im Auge

Bei vielen Frauen kommt es nach dem Absetzen der Pille zu einem starken hormonellen Ungleichgewicht. Deshalb mein zweiter Tipp: Behalten Sie ihren Progesteron-Spiegel im Auge. Wenn ihr Progesteron zu niedrig ist, dann hat das zur Folge, dass ihr Körper Testosteron vermehrt in Dihydrotestosteron (DHT) umwandelt, was die Entwicklung von Akne begünstigen kann.

Deswegen ist es wichtig, die Ausschüttung von Progesteron zu fördern. Ich empfehle ein natürliches All-in-One-Ergänzungspräparat einzunehmen, in dem auch Hautvitamine, Mineralstoffe, Spurenelemente und sekundäre Pflanzenstoffe enthalten sind.

Außerdem sollten Sie sicherstellen, dass Sie ausreichend gesunde Fette mit der Nahrung aufnehmen. Eine zu fettarme Ernährung ist dem Hormonspiegel nicht förderlich, da ihr Körper Fette benötigt, um die Sexualhormone zu synthetisieren. Die Reine Haut Ernährung aus „Nie wieder Pickel - Endlich Aknefrei“ kann Ihnen dabei helfen.

Tipp #3: Bringen Sie ihre Darmflora ins Gleichgewicht

Ihr Darm steht in enger Verbindung mit der Haut und kann Entzündungen im ganzen Körper verursachen. Je mehr Entzündungsprozesse sich im Körper abspielen, desto stärker äußert sich das über Hautprobleme. Ein Nebeneffekt der Pille ist nämlich, dass sie die guten Bakterienstämme im Darm zerstört.

Hormonelle Akne was hilft?

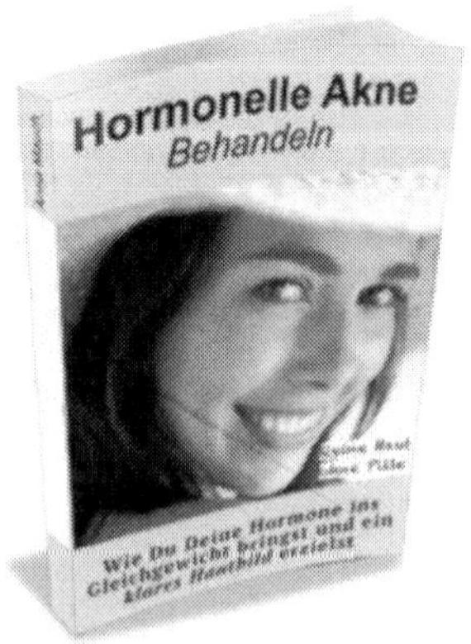

Viele Frauen, die an hormoneller Akne leiden, fragen verzweifelt nach einer maßgeschneiderten Lösung.

Es würde den Rahmen dieses kurzen Handbuchs sprengen…

… aber wenn Sie ein Programm suchen, das speziell geeignet ist, um hartnäckige, hormonell bedingte Akne zu bekämpfen, dann könnte mein Praxis-Ratgeber "Frei von hormonelle Akne" die LÖSUNG sein.

Wenn Sie mehr darüber erfahren wollen, dann können Sie diesen Ratgeber dem "Nie wieder Pickel - Endlich Aknefrei" Komplettpaket hinzufügen.

"Narbenhaut vermeiden: Mit diesen Mittel können Sie Aknenarben und Pickelmale ganz natürlich entfernen"

Sind Narbencremes, Fruchtsäurepeelings und Laserbehandlungen die Lösung gegen Aknenarben?

Chemische Mittel wie Cremes oder Narben Gels gibt es viele – doch meine Erfahrung hat gezeigt, dass die meisten nicht so gut wirken wie sie sollten. Auch schmerzhafte Laserbehandlungen können Tausende Euro kosten und die Resultate sind nicht immer die besten. Neben Fruchtsäure hat sich vor allem ein natürliches Hausmittel einen Namen gemacht.

Schwedenkräuter.

Anwender haben die besten Ergebnisse mit Schwedenkräuter* [6] von Maria Treben gemacht, welches unter dem Namen „Bittere Schwedentropfen" in der Apotheke, im Reformhaus oder auf Amazon erhältlich ist.

Angewendet wird es mehrmals täglich mit einem Wattestäbchen, das zuvor in der Tinktur getränkt wurde. Auch wenn hier etwas Geduld gefordert ist, so kann es auch ältere Narben entfernen oder nahezu verschwinden lassen.

Weil die Narbe durch die Bitterstoffe der Kräutertinktur neu aktiviert wird, kann es zu einer Erstverschlechterung kommen, die aber nach wenigen Wochen wieder nachlässt und die Narbe von Tag zu Tag schrumpft, bis sie kaum noch sichtbar ist.

Hagebuttenöl, Wildrosenöl, Aloe Vera Gel oder mechanische Verfahren wie Microdermabrasion sind ebenfalls bewährte Methoden bei leichten Aknenarben und Pickelmale.

Bei tiefer und schwerer Narbenbildung sollte stets ein Hautarzt aufgesucht werden, um Ansprüche für medizinischen Narbenbehandlungen gegenüber der Krankenkasse abzuklären.

Besser als harte Chemie: Diese Substanz zum Einnehmen beugt Pickelmale und Narbenbildung vor

Es gibt viele natürliche Mittel, wie zum Beispiel Wassernabel-Extrakt zum Einnehmen in Kapselform. Wassernabel (auch Tigergras genannt) wird von der WHO zur Prävention und Behandlung von äußerlichen Narben befürwortet. Als geeignetes Kombinations-Präparat, welches Wassernabel enthält, wäre "Dermafokus Clear Vital Plus" zu empfehlen.

"Die Hautpflege-Lüge und was Ihnen die Kosmetik- und Pharmaindustrie verheimlicht

Als ich vor vielen Jahren in die Welt der dermatologischen Forschung eingetaucht bin, war ich schockiert über den fehlenden Nutzen heutiger Hautreinigungs- und Pflegeprodukte, was uns direkt in die mysteriösen Machenschaften dieser Industrie führt.

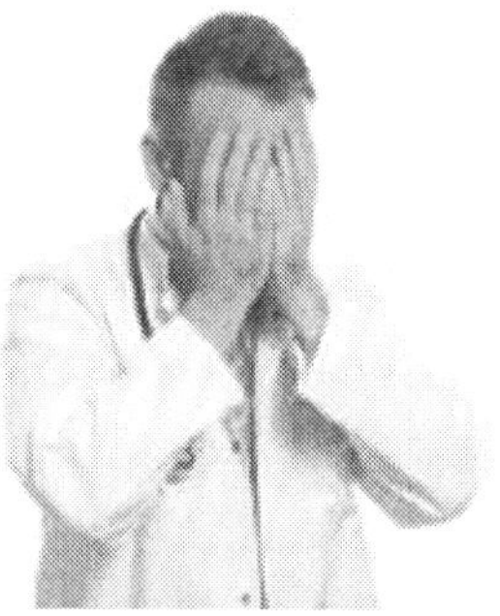

Mir wurde schnell klar, dass es an der Zeit war, zu hinterfragen, was ich so Tag für Tag mit meiner Haut veranstaltete. Natürlich war es auch mir nicht entgangen, dass die Hautprobleme und Erkrankungen immer weiter zunahmen. Ich stieg immer weiter in die Materie ein.

Zeitweise verschlug es mir den Atem vor Fassungslosigkeit, wie wenig Verbraucherschutz die Kosmetik kennt und wie sie die Gesundheit der Menschen der Profitgier opfert. Besonders seltsam finde ich, dass gerade die Verbraucherschutzzentralen (staatlich geförderte NGO) und grünen "Testzeitschriften" sich als Aufklärer und Konsumentenschutz profilieren - in solchen Sachen aber total ahnungslos und unterwürfig agieren. Zu den genauen Gründen kommen wir gleich noch...

Zunächst ein paar Zahlen, Daten, Fakten:

In ganz Europa werden jährlich ca. 59 Milliarden Euro für Produkte ausgegeben werden, die bis auf ganz wenige Ausnahmen nicht gebraucht werden und dazu noch schädlich sind.

Bei meiner täglichen Arbeit stelle ich fest, dass Kunden immer unzufriedener sind über den Zustand ihrer Haut. Sie sind überdies ratlos bei der Wahl der richtigen Produkte zur "Pflege" von der Haut, während die Gewinne der Kosmetikindustrie immens ansteigen. Aber auch die Pharmaindustrie verdient kräftig mit, denn die Hauterkrankungen nehmen ständig zu.

Ist es nicht verwunderlich, dass auf der einen Seite immer neue oder “verbesserte” Produkte auf den Markt kommen und auf der anderen Seite die Hautprobleme ständig zunehmen? Die Industrie hat kein Interesse an der Heilung unserer Hautprobleme. Sie ist allein daran interessiert uns als Versuchstiere und Dauerkonsumenten zu behalten.

Ich werde hier bewusst keine Namen nennen (obwohl ich sie täglich in meinen Leserbriefen zu sehen bekommen), aber Sie können diese schlimmen Finger überall finden. Sie werden von den gleichen e.V. Lobby-Vereinen unterstützt und haben weltweit politischen Machteinfluss. In der Apotheke aber auch in Drogerien, Parfümerien und Reformhäusern sind sie immer in den vorderen Reihen.

Die Kosmetikhersteller - als Finanziers der Medien durch ihre Werbeetats - freut es. Natürlich wird der Inhalt der Zeitschriften und “Fachblätter” von den Werbekunden bestimmt. Somit findet wohl kaum eine unabhängige Berichterstattung statt, auch wenn der Verlag das gerne behauptet.

Ich habe hinreichende Belege, dass ein großer deutscher “Ökoverlag”, deren Zeitschrift regelmäßig Produkte testet, sich für Siegel wie „Sehr gut“ in Form einer Lizenzgebühr bezahlen lässt, obwohl das betreffende Produkt Mikroplastik enthält.

Was macht Mikroplastik mit der Haut? Es suggeriert der Haut Geschmeidigkeit und dichtet sie ab, lässt die Creme oder das Gel leichter verteilen. Aber mit welchen Folgen für Mensch und Umwelt [7]? Damit haben sich schon zahlreiche andere Medien [8] (NZZ) beschäftigt. Schon jetzt sollte klar sein, dass Verbraucher hier systematisch hinters Licht geführt werden.

Wenn die Medien also von neuesten Entwicklungen der kosmetischen Forschung berichten, muss den Verbrauchern klar sein, dass dies keine objektive Bewertung ist. Trotzdem ist es möglich, den Verbrauchern zu suggerieren, dass eine ehrliche Informationen stattfindet.

Um nur ein Beispiel von vielen zu nennen: Jede zweite haut-kosmetische Werbung stellt ein Produkt gegen die Hauttrockenheit vor. Da geht es um Hautcremes, die angeblich Feuchtigkeit "spenden" und vor Austrocknung schützen.

Macht eine Kosmetikfirma solche Aussagen, muss sie eine Hautverbesserung nachweisen, und die sieht wie folgt aus: Es geht um Unterschiede von 0,001 Prozent. Als Beweis dient hier ein Test, wie viel Feuchtigkeit aus der Haut verdunstet. 12 Stunden nach Auftragen der Testcreme und konstanten Raumklima gemessen, um die "Verbesserung" im Vergleich zu beweisen

Wie wird diese Verbesserung erreicht? Durch Einlagerung von Wasser und feuchtigkeitsbindenden Substanzen in der Hornschicht, die sich dann mit Feuchtigkeit vollsaugen kann. Gleichzeitig wird ein Fett- oder Ölfilm auf die Haut gelegt, um so die Verdunstung zu verzögern.

Was heißt das in Wahrheit? Durch die Bindung der Feuchtigkeit an die Substanz kann der Haut zusätzliche Eigenfeuchtigkeit entzogen werden - auch die wird ja an den Inhaltsstoff gekoppelt, die Haut selbst wird also trockener als vorher wenn die entsprechende Creme-Rezeptur nicht exakt dem Hautzustand angepasst ist. Und das kann kein Cremehersteller garantieren. Der auf der Haut aufliegende Film (meist mit Silikonen angereichert) verhindert einen gesunden Stoffaustausch. Sauerstoff kann nicht herein. Stoffwechselendprodukte können nicht heraus.

Erinnern Sie sich an meine Behauptung, dass die Kosmetikindustrie den Bedarf an ihren Produkten künstlich hochgepusht hat? Natürlich beschäftigen diese Firmen smarte Experten, die jede Kritik abschmettern, verdrehen und relativieren. Sicherlich legal - aber auch legitim?

Die neuen Werbeaussagen - die jede Woche über die Presseverteiler rausgehauen werden - suggerieren uns, dass die Haut gar nicht genug bekommen kann von der so pflegenden “Every-Day-Duschlotion” und dass wir unserer Haut ruhig mehrmals täglich diese

“Pflege” gönnen können. Die Wahrheit sieht ganz anders aus.

Laut EU Kosmetikverordnung darf Kosmetik gar nicht “wirken”. Es darf eigentlich auch gar nicht in die Hautschichten eindringen oder die “Zellerneuerung anregen”. Das macht die Haut selbst, und eine pharmakologische Wirkung ist ausschließlich Medikamenten und Medizinprodukten mit Zulassung vorbehalten.

Was passiert mit der Haut beim Waschen?

Beim Reinigen mit konventionellen Produkte wird der Säureschutzmantel gestört, wenn nicht ganz abgewaschen, und er braucht 24 Stunden, um sich zu erneuern. Das heißt, die meisten Menschen in den Industrienationen haben nie einen intakten Hautschutz und wundern sich über die ständige Zunahme der Hautprobleme.

Der längere Kontakt mit Wasser erhöht die Durchlässigkeit der Hornhaut bereits um ein Vielfaches. Durch Tenside oder waschaktive Substanzen wird die Durchlässigkeit erneut verstärkt. Tenside wirken fettlösend, die hauteigenen Lipide werden herausgelöst und die Barrierefunktion wird herabgesetzt. Die Haut wird immer trockener, in manchen Fällen sogar rissig, verliert an Eigenfeuchtigkeit - wird dünn, blass, empfindlich und spannt.

Schon ohne Kenntnisse über die einzelnen Inhaltsstoffe in den Hautreiniger und Pflegecremes müsste Ihnen bereits jetzt klar sein, dass wir nicht wahllos in die Schutzfunktion und selbstregulierenden Prozesse unserer Haut eingreifen dürfen.

Die Kosmetikindustrie - ganz vorne mit dabei die zahlreichen "Medien-Dermatologen" und sogenannten Experten sehen das natürlich völlig anders. Nährend, Pflegend, macht die Haut zart und geschmeidig, bauen sie auf, ja geben der Haut ein angenehmes Gefühl - aber wie lange und mit welchen Folgeerscheinungen? Und warum spannt die Haut dann nach der Reinigung, reagiert gereizt und mit Juckreiz und wird im Laufe der Zeit immer trockener?

Vorrangig, um den Bedarf nach einem weiteren Produkt zu wecken und die Regale in der Apotheke abzuverkaufen. Wie ist es möglich, dass weder Gesetzgeber noch Ärzte diesem Hype entgegentreten, nur weil damit das größere Geschäft zu machen ist? Die machen doch aus einer gesunden eine kranke Haut!

Nicht genug, dass - wie mir scheint - immer mehr "gesponserten" Ärzte zu unbewussten Handlangern der Pharma- und Kosmetikindustrie degenerieren. Nun entfernen sie sich auch noch bewusst von ihrem Ziel und Kodex den Patienten zu heilen.

Oder wie ist es sonst zu erklären, dass wir der Haut erst etwas wegnehmen, um es ihr anschließend wiederzugeben? Wir greifen hier in eine intakte Organfunktion ein, die durch diese Störung immer weniger in der Lage ist, ihre Aufgaben zu erfüllen. Was ist das, wenn nicht fahrlässige Körperverletzung durch gezielte Falschinformation?

Die richtige Hautreinigung:

Wir müssen wieder zu dem gesunden Waschverhalten zurück, wie es vor circa 50 Jahren normal war. Der größte Teil unseres Hautschutzes blieb bestehen. Der normale Schmutz und Schweiß auf unserer Haut ist doch wasserlöslich, es wird also gar keine reinigende Substanz benötigt. Wir zerstören den Säureschutzmantel unserer Haut und wundern uns, wenn wir riechen. Geruch kann nur durch bestimmte Bakterien entstehen. Die können sich nur auf unserer Haut ansiedeln, wenn wir die Schutzbakterien abwaschen. Jeder Hundefreund weiß, dass sein Tier krank wird, wenn er es zu oft badet - weil er ihm dann wichtige Hautschutzstoffe entzieht.

Diesem Reinlichkeitswahn, dem wir heute unterliegen und der gezielt von der Industrie und den Medien erzeugt wurde, dient nur einem Zweck: Die Gewinne der Hersteller zu vergrößern - auf Kosten der Hautgesundheit der Verbraucher.

Bei jeder Hautreinigung mit aggressiven Tensiden wächst der Bedarf nach zusätzlichen Produkten so genannter Körperlotionen und Hautpflegeprodukten, um den Feuchtigkeitshaushalt und Fettverlust wieder auszugleichen.

Neuerdings wird viel von „Syndets" statt Seife gesprochen – was ist das? Das sind solche Waschmittel, die künstlich erzeugte waschaktive Substanzen enthalten. Das bekannteste Tensid ist "Sodium Laureth Sulfate". Solche Tenside wirken nämlich, indem sie Öl und Wasser miteinander verketten und dadurch auch fettlöslichen Schmutz aus der Haut spülen. In der Regel bestehen Syndets aus einer "hautfreundlichen" Rezeptur mit einem schwach sauren pH-Wert. Sie sollen also die Haut nicht austrocknen?

Doch Vorsicht: Allein das Wort Syndet ist kein Freibrief für endloses Duschvergnügen. Syndets reinigen außerdem nicht von sich aus mild, denn bei der Wahl der Tenside stehen doch sehr unterschiedlich wirkende Stoffgruppen zur Verfügung.

Ein Extrem dabei sind Zuckertenside, die als besonders sanft gelten, ein anderes ist Natriumlaurylsulfat: Aktuelle Studien zeigten nämlich, dass es bis zu fünfzehnmal schneller Irritationen auslöst als andere Tenside. Darüber hinaus schwankte der Anteil der waschaktiven Substanzen in den Produkten enorm: Er kann zwischen 15 und 70 Prozent liegen.

Männer haben erstaunlich seltener Hautprobleme als Frauen. Ihr Rezept: Oft reicht klares Wasser. Es gibt spezielle Waschlotionen oder besser Heilerde Paste zum Anrühren, die leicht verdünnt geeignet sind, um dekorative Kosmetik (Make Up) wieder zu entfernen.

Pure Öle als Hautpflege?

Fette Öle werden häufig fälschlicherweise zur Reinigung oder Pflege bereits fettiger Haut oder Mischhaut angeraten und als mild gepriesen. Aber das Gegenteil ist der Fall! Der Mechanismus ALLER auf die Haut direkt in REINER FORM aufgetragener Öle (damit meine ich nicht die Ölanteile in gut ausgewogenen Cremes) ist folgender: sie sind de facto eine aggressive Lösungs- und Waschsubstanz, denn sie verbinden sich mit unseren wertvollen Epidermis-Lipiden (hauteigenen Fetten), emulgieren sie und lösen sie damit heraus.

Die chemische Barrierefunktion ist nun gestört und wirkt sich wiederum negativ auf den natürlichen Feuchtigkeitsgehalt der Haut aus. Es kommt zum erhöhten transepidermalen Wasserverlust – Resultat: die obere Hautschicht verliert Feuchtigkeit und trocknet aus, obwohl sie gefettet ist. Möglicherweise wird das dann gefühlsmäßig von einigen als hilfreich empfunden, ist es aber für die Haut im Endeffekt überhaupt nicht.

Es gibt keine durch klinische Studien wissenschaftlich gesicherten Wirksamkeitsnachweise dafür, dass fette

Öle bei erweiterten Poren, fettiger Haut und Akne nützlich sein könnten. Im Gegenteil: Es gibt Studien, die zeigen, dass reines Olivenöl die sanfte Babyhaut irritieren. Also nichts mit natürlich. Öl bleibt Öl!

Es ist also kontraproduktiv, fette Öle auf fettige Haut aufzutragen. Denn einerseits ist die Haut bei fettiger oder Mischhaut bereits ölig (weshalb sollte man das also noch mit Öl verstärken?), und andererseits führen pur aufgetragene Öle zu einer Austrocknung und Dehydrierung trotz Fettgehalts und schädigen die Haut-Barrierefunktion.

Viele pflanzliche Öle enthalten der Haut ähnliche Fette (epidermisähnliche Barrierelipide) und wären prinzipiell ein effektiver Nutzen für die Hautpflege, aber eben nur wenn sie nicht pur, sondern in eine genau passende (Creme- oder andere) Grundlage eingearbeitet, aufgetragen werden und dann nicht mehr diesen Auswascheffekt haben, sondern sich in die obersten Hautschichten einlagern, die interzelluläre Lipidmatrix wieder auffüllen und dadurch die Barrierefunktion der Haut stärken. In reiner Form aufgetragen haben sie die oben erwähnten negativen Effekte.

Die Grundlage einer Pflegecreme, Lotion oder Milch entscheidet größtenteils über die Wirksamkeit, die Wirkstoffe machen maximal 20% der Produktleistung aus.

Auch wenn eine konventionelle Creme mit einem ganz speziellen Wirkstoffe beworben wird, so bleibt es trotzdem ein Öl-Wasser-Gemisch, wenn der eigentliche Wirkstoff in der Mitte oder weit hinten in der Inci Liste steht. Am Anfang stehen meist Wasser und die üblichen Verdächtigen.

SOS Hilfe

Nach einer äußerlichen Hautbehandlung durch chemische Reinigungs- und Pflegeprodukte ist die Haut strapaziert und kann ausgetrocknet sein, obwohl sie äußerlich fettig ist. Um die Haut wieder in das Hydro-Lipid-Gleichgewicht zu bringen, ist es empfehlenswert, wenn Sie auf Altbewährtes zurückgreifen, das in der Dermatologie seit einem Jahrhundert praktiziert wird.

In der Dermatologie haben sich 2 Emulsionstypen bewährt:

1) Wasser in Öl Emulsion: Leicht verteilbar, mehr Wasser als Öl enthalten, wird häufig eingesetzt in leichten Cremes/Lotionen/Hautmilch für normale, empfindliche und leicht trockene Haut
2) Öl in Wasser Emulsion: reichhaltig,/fettig, mehr Öl als Wasser, wird häufig eingesetzt in fetthaltigen Cremes/Salben für trockene, sehr trockene und extrem trockene Haut.

Unreine, fettige Haut bei Akne - Welche Besonderheiten gehören zur richtigen Pflege?

Wenn die Haut überhaupt zusätzliche Pflege braucht, reicht ein Produkt für alles. Die Hautzonen sind nicht so unterschiedlich, dass sie wesentlich anderen Pflegebedürfnissen unterliegen. Denken Sie besonders beim Waschen immer wieder daran, dass nachträgliches Fetten niemals die gestörte Hautbarriere komplett wieder herstellen kann. Eine völlige Regeneration findet nur durch das Nachwachsen der Hornhaut statt. Eine intakte Haut erneuert sich ungefähr alle 3-4 Wochen.

Eine Haut, die in Balance ist und nicht von außen irritiert wird, braucht diese ganzen hochgehypten Kosmetik-Produkte aus der Drogerie nicht.

Laura Gu[redacted]an@googlemail.com> 25. Jan. (vor 8 Tagen)
an Anna

Liebe Anna,

DANKE! Es wirkt! Nach nur 5 Tagen spüre ich, wie das Leben zurück in meine Haut kehrt! Alles wird allmählich glatt und zart. Ich spüre, wie meine Haut von ganz selbst das tut, was sie braucht.

Ich danke dir von ganzem Herzen! Du warst tatsächlich meine Rettung.

Die besten Grüße

Laura

"Was tun, wenn nichts hilft? Meine Geheimwaffe: Die ganzheitliche 5-Schritte-Akne-Behandlung"

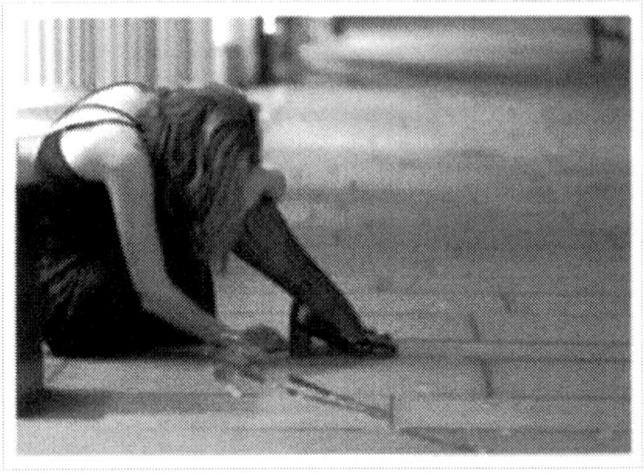

Sie haben möglicherweise schon viele Dinge ausprobiert, um ihre Akne loszuwerden, nicht wahr?

Das geht den meisten so! Für die meisten Akne-Leidenden ist der Blick in den Spiegel eine Qual. Einige verlieren ihr Selbstvertrauen und fühlen sich nicht mehr sicher unter Leuten… Doch keine Bange!

Ich weiß, dass es schwer sein kann Akne und Pickel loszuwerden. Ich finde es aber toll, dass Sie motiviert sind etwas dagegen zu tun, denn sonst hätten Sie dieses Buch nicht bis hierhin gelesen. Das zeigt, dass Sie es wirklich ernst meinen.

Und ich habe wirklich gute Neuigkeiten für Sie: Gleich zeige ich Ihnen, wie Sie ihre Akne wirklich in den Griff bekommen können, auch wenn jeder Versuch bisher gescheitert ist!

Die Brücke zwischen Ihnen und reiner Haut

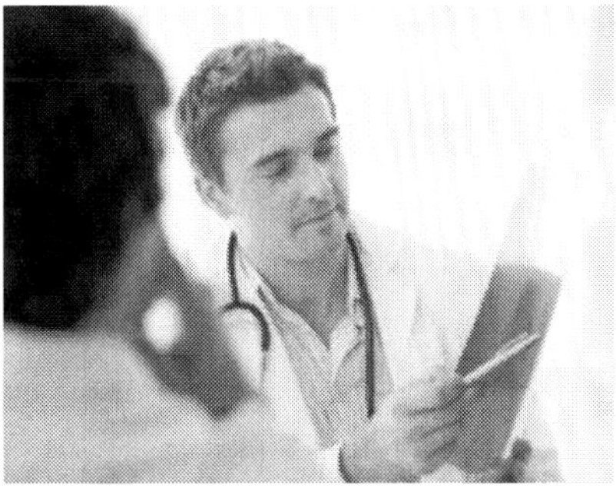

Der Grund, warum Sie noch keine reine Haut haben, liegt einfach nur daran, weil Sie KEINEN Zugang zu einem funktionierenden holistischen Behandlungssystem haben.

Lassen Sie es mich kurz anhand meiner beliebten und oft genannten Metapher erklären: Wenn es Ihnen gelingt, alle Mücken um einen Teich herum mit Chemikalien zu töten, dann haben Sie eine Zeit lang Ruhe vor ihnen...Da jedoch die Quelle des Schnakenproblems – nämlich der Teich, indem die Larven leben und wo die Schnaken ihre Eier abgelegt haben – weiter bestehen bleibt, wird die Schnakenplage schon bald wieder von neuem beginnen!

Genau das gleiche passiert auch bei Akne: Wenn Sie es verpassen, die Grundursache ihrer Hautkrankheit zu beseitigen, werden Sie diese auf lange Sicht niemals los…

Ohne Beseitigung der innerlichen Probleme, die ihre Akne und Pickel auslösen, werden Sie vielleicht eine kurze Erleichterung erfahren, doch die Symptome werden immer wieder zurückkehren, so lange bis Sie die inneren Ursachen behoben haben, bis Sie den Teich (d.h. ihren Körper) in den Zustand zurückführen, sodass die Schnaken nicht mehr brüten und sich vermehren können.

Jetzt kennen Sie also das Dilemma und die Brücke die zwischen Ihnen und einer makellosen Haut steht. Es gibt einen besseren Weg ihre Akne erfolgreich zu behandeln und es geht unglaublich schnell. Wie Sie das erreichen können?

7) Das "Nie wieder Pickel - Endlich Aknefrei" Programm

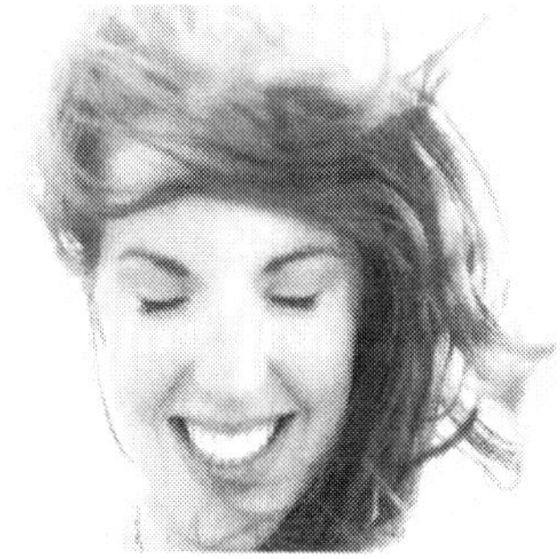

Wenn Sie meine Vorher-Nachher-Story kennen, dann wissen Sie, dass ich den großen Teil der letzten 7 Jahre damit verbracht habe, tonnenweise Produkte, Methoden und Behandlungen auszuprobieren.

Zwischen all diesem Wirrwarr habe ich genau die exakten Schritte herausgefunden, die wirklich funktionieren.

Ich habe sie zu einem System zusammengefasst, das es Ihnen ermöglicht, Akne für immer loszuwerden und das reine Hautbild zu bekommen, das Sie verdienen.

Wenn Sie mehr über mein Reine Haut Programm erfahren möchten, dann besuchen Sie folgende Webseite: https://aknebehandlung.com/

Kapitel 3: AKNE VORBEUGEN

Vermeiden Sie diese Behandlungsfehler bei Akne, wenn Sie reine Haut im Spiegel sehen wollen

Ihre Haut ist ein wahres Wunderwerk der Natur und das aller größte Organ ihres Körpers. Neben der Ausscheidung von Körpergifte, hilft die Haut ihrem Körper auch sich vor Temperaturschwankungen zu schützen und verhindert das Eindringen schädlicher Mikroorganismen.

Indem Sie mit ihrer Haut zusammenarbeiten - und nicht gegen sie - stellen Sie den Weg zu verbesserter Hautheilung sicher. Ihre Haut wird besser aussehen und Sie werden sich besser fühlen... selbstbewusst. Befreit. Glücklich. Sie werden einen gleichmäßigen Teint erhalten und von innen heraus strahlen.

Auf der anderen Seite schwächen Sie die natürliche Schutzfähigkeit ihrer Haut, verlangsamen den Heilungsprozess, lassen sie schlecht aussehen und verschlimmern ihre Akne wenn Sie diese 7 Fehler machen

Fehler #1: Benutzung topischer Aknemittel

Rezeptpflichtige oder -freie, besonders auf Kortison oder BPO aufgebaute Cremes können ihre Haut ausdünnen und ihre Akne auf lange Sicht verschlimmern; zusätzlich zu Reizung, Rötung und ausgetrocknete Haut, die durch Steroidcremes mit dem Wirkstoff Adapalen verursacht werden.

Darüber hinaus gehen topische Präparate lediglich die Symptome von Akne an (Entzündungen, Jucken, Eiter), behandeln aber nicht die Grundursache der Erkrankung. Allerdings ist die äußerliche Behandlung ihrer Haut zuhöchst empfohlen, doch sollte die Behandlung sanft und nur mit vollkommen natürlichen Mitteln durchgeführt werden, wie beispielsweise verdünntem Teebaumöl, einem milden Waschgel/Reinigungsmilch mit natürlichen Stoffen, die nachweislich Akne geplagte Haut beruhigen und Hautunreinheiten vorbeugen. Vermeiden Sie das Herumprobieren mit 100 verschiedenen Mittelchen - es ist wie fahrlässige Körperverletzung an ihrer Haut.

Fehler #2: Verwendung von Antibiotika

Antibiotika verschlimmern ihre Akne auf lange Sicht und schädigen im Verlauf dazu auch noch ihren Körper von innen (Darmflora). Antibiotika zerstören alle Bakterien in ihrem Körper, einschließlich der "guten", probiotischen Bakterien wie beispielsweise Acidophilus, die viele essentielle Qualitäten aufweisen, die klarer Haut zuträglich sind.

Eine dieser Qualitäten ist der Schutz ihres Verdauungstrakts vor Parasiten und Pilzen (die konstant ihre Leber unter Stress setzen und schädigen, eines der wichtigsten, für die Heilung ihrer Haut zuständigen Organe). Lassen Sie sich auch nicht von angeblichen Erfahrungsberichten täuschen, die genau solche Nebenwirkungen runterspielen.

Pharmaunternehmen beschäftigen “Medical-Marketing-Agenturen”, die im Internet gezielt Desinformationen streuen. Peter C. Gøtzsche, ein weltweit angesehener Medizinprofessor sagt dazu: "Die Pharmaindustrie ist schlimmer als die Mafia".

Fehler #3: Übermäßige Hautpflege

Meine Erfahrung ist, dass die Haut durch zu häufiges Eincremen verlernt sich selbst zu versorgen, wie es eigentlich vom Körper und der Natur vorgesehen ist. Daraus entsteht ein Gefühl, dass die Haut immer trockener wird, egal wieviel man cremt.

"Die ZEIT" berichtet in einem kritischen Artikel: "Es gibt kaum Studien zu Kosmetik und Hautpflegeprodukten, die nicht im Auftrag mit Herstellern entstanden wären. Auffällig viele Uni-Forscher wollen zu diesem Thema nichts sagen. Einer sagte sogar, man müsse aufpassen, die Industrie nicht vor den Kopf zu stoßen".

Fehler #4: Pickel und Aknepusteln ausdrücken

Niemals, niemals, niemals sollten Sie Hautmängel anfassen, drücken, pressen oder sonst wie manipulieren, ganz egal wie verlockend und "sicher" es erscheinen mag. Wenn Sie das nämlich unprofessionell tun, verschlimmern Sie ihre Akne, indem Sie existierende Entzündungen weiter reindrücken.

Dadurch können unschöne Pickelmale und Aknenarben entstehen. Es gibt sehr effektive und sichere Methoden, kleine Pickel und Mitesser auszudrücken, aber ich empfehle Ihnen trotzdem dringend, dies ausschließlich professionellen Kosmetikerinnen zu überlassen wenn Ihnen ihre Haut lieb ist und Sie weitere Vernarbung verhindern wollen.

Fehler #5: Einnahme von Vitamin A-Überdosis

Vitamin A kommt von natürlichen Quellen wie beispielsweise grünen Blattgemüsen und bestimmten Obstsorten mit viel Betakarotin. Kleine Vitamin A-Gaben können die Hautheilung wesentlich begünstigen, doch die exzessive Einnahme (zum Beispiel Vitamin A-Derivate wie Iso) kann ihre Leber ernsthaft in Mitleidenschaft ziehen und zu schweren Gesundheitsproblemen und Nebenwirkungen führen.

Ben Goldacre, britischer Arzt, Guardian-Journalist und Autor des Spiegel-Bestsellers "Die Pharma-Lüge" meint dazu: "Kein Arzt weiß genau, was er verschreibt. Die Pharmaindustrie legt die eigenen Studien nicht offen - und die Zulassungsbehörden schützen die Konzerne dabei."

Fehler #6: Benutzung von Make-Up bei Akne & entzündeter Haut

Eigentlich sollte man es gar nicht erwähnen müssen, aber die Verwendung von Mitteln, die ihre Haut nur röten, irritieren und verstopfen, ist etwas, das Sie bei unreine, zu Akne neigende Haut wirklich unterlassen sollten..

Bei Akne und Hautproblemen wie Pickel, Pusteln, Knoten und Unreinheiten ist ihre Haut bereits äußerst entzündet und sensibel und Sie müssen genau darauf schauen, WAS DRIN IST, bevor Sie auch nur daran denken, dies auf ihre Haut aufzutragen.

Es gibt hunderte verschiedene Inhaltsstoffe, die nachweislich komedogen (porenverstopfend) wirken, wenn sie täglich und dauerhaft angewendet werden. Ein Laie kann dies nur schwer durchschauen. Mehr dazu gleich...

Welches Make-Up bei Akne? Was Sie beachten müssen, wenn Sie Hautmakel abdecken

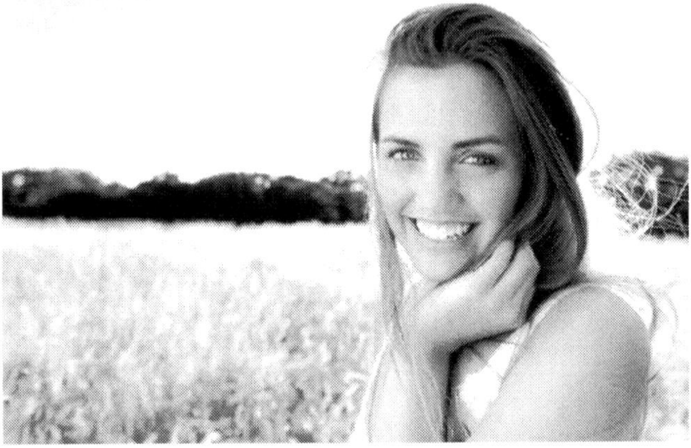

Bei dem Weg zu reiner gesunder Haut kann es sich auf jeden Fall lohnen, einige der chemische und natürliche Inhaltsstoffe in typischen Make-ups zu vermeiden.

Lassen Sie uns darüber reden, welche Chemikalien und komedogenen Inhaltsstoffe Sie definitiv in Ihrem Make-up vermeiden wollen und warum.

Dehydrierung

Wenn Ihre Haut gesund ist, transportiert sie abgestorbene Hautzellen durch die Poren nach außen (mit anderen Worten, sie schält sich ab und erneuert sich.

Viele chemische Produkte trocknen Ihre Haut jedoch aus (d.h. nicht genügend Wasser in den Hautschichten). Wenn Ihre Haut dehydriert ist, beginnt sie, die abgestorbenen Hautzellen und den chemischen Abfall in Make-ups und anderen Hautpflegeprodukten in Ihren Poren einzufangen.

Erhöhte Empfindlichkeit

Die Chemikalien können Empfindlichkeit in Ihrer Haut erhöhen, Ihre Haut ausdünnen und die schützende Wasser-Fett-Schicht bestehend aus tausenden wertvollen Lipiden, Bakterien und Schweiß entfernen. Das bedeutet, dass Ihre Haut sehr unruhig auf alltägliche Dinge reagiert, wie Sonne, Sport, Hitze und Stress.

Verstopfte Poren und Akne:

Die erhöhte Durchblutung, die oben beschrieben wird, wird innerhalb der Pore blockiert, die mit toten Hautzellen, Öl und chemischen Bestandteilen verstopft wird, und stagniert einfach.

Diese Stagnation des Blutflusses vernarbt das Kollagen in der Pore (Kollagen ist die Stützstruktur unserer Haut), und das Narbengewebe stirbt ab und wird in der Pore neben den abgestorbenen Hautzellen eingeschlossen.

Dies führt zu Narbenbildung, großen Poren und vielen Rötunge. Wenn die Narben auf der Oberfläche jetzt nicht sichtbar sind, summieren sie sich mit der Zeit. Und wenn der Druck in der Pore zu groß wird, reißt die Pore auf und breitet sich auf die nächste Pore aus, wodurch sich das Problem über die Haut verteilt. Nein Danke....

Okay, also wollen wir offensichtlich nichts von dem Zeug.

Und wenn Sie seit Jahren chemische Make-ups und Cremes und Reiniger verwenden, ist Ihre Haut wahrscheinlich bereits in dem oben beschriebenen Zustand, und jetzt müssen Sie daran arbeiten, sie zu reparieren. Sie müssen also folgendes tun...

Hören Sie auf, die Inhaltsstoffe zu verwenden, die Ihnen das überhaupt erst angetan haben.

Verwenden Sie natürliche Inhaltsstoffe zum Waschen und Befeuchten (Ein verdünntes Teebaumöl, ein Dampfbad mit Kamille, etwas Heilerde und etwas Aloe Vera Gel ohne künstliche Feuchtigkeitsbinder.

Verwenden Sie Papaya-Enzym-Masken, welche die alten abgestorbenen Hautzellen und das Narbengewebe schonend absorbieren und Ihrer Haut helfen, sich selbst zu erneuern.

Okay, also lassen Sie uns zu den Zutaten im Make-up kommen, die Sie vermeiden sollten:

Entziffern der Zutatenliste....

Wenn Sie die kleine Liste der Inhaltsstoffe eines Kosmetik- oder Hautpflegeproduktes betrachten, finden Sie eine Menge Wörter, die nicht unbedingt ihrer Haut zuträglich sein müssen (auch wenn “dermatologisch getestet” auf dem Etikett steht).

Diese Labels sagen nichts über die Wirksamkeit, sondern das, was diese Produkte ohnehin sein müssen: “Sicher in der Anwendung”. Das bedeutet, Sie werden nicht sofort sterben. Es gibt verschiedene Tests, die jedes Produkt durchlaufen muss, bevor es auf den Markt gebracht werden darf.

Dazu zählen auch Tests zur Verträglichkeit sowie der Keimbelastung. Manchmal hält auch irgendein Dermatologe seinen Namen hin, dann ist es eben von Dermatologen empfohlen. Mehr nicht. Ob es ihrer Haut (besonders ihrem Hautzustand) nützlich ist, steht auf einer anderen Karte.

Zudem beschäftigen große Kosmetikkonzerne eigene Entwicklungsabteilungen, die den ganzen Tag nichts anderes machen als neue Stoffe zu testen, die den Regulierungsbehörden noch nicht bekannt sind, weil sie gar nicht die Kapazitäten haben in dieser Geschwindigkeit "mitzuziehen". Des weiteren gibt es bei vielen Inhaltsstoffen gar keine Verträglichkeitsstudien.

Im Zweifel werden sie zugelassen und erst Jahre später wird reagiert sobald es Kritik gibt. Haben Sie schon mal das Label "ohne Tierversuche" gesehen? Kein Wunder, denn der Verbraucher ist das neue Versuchstier!

Ein Hinweis zu Mineral Puder Make-Ups

Sind Mineralische Make-ups für unreine, zu Akne neigende Haut geeignet? Eine Mineralfoundation ist grundsätzlich empfehlenswerter als chemische Make-Up Produkte, jedoch müssen Sie auch hier auf die Incis schauen. Vor allem, wenn sie Tonerde wie Kaolin enthalten, die sehr saugfähig ist, dadurch die Haut mattiert aber auch austrocknen kann.

So kann Mineral-Make-up eine gute Wahl sein, aber wenn Sie feststellen, dass Ihr Mineral-Make-up Ihre Haut austrocknet, ist es vielleicht nicht die beste Wahl. In dem Fall empfehle ich eine Zeit lang auf Make Up zu verzichten, was Ihnen und ihrer Haut sehr dienlich sein kann.

Sie werden nach wenigen Tagen bis Wochen feststellen, wie die Hautprobleme, die durch diese Produkte verursacht wurden, langsam aber sicher von selbst verschwinden.

Die 5 Punkte "Schutz-vor-Akne" Checkliste, ohne die kein Regenerationsprozess möglich ist

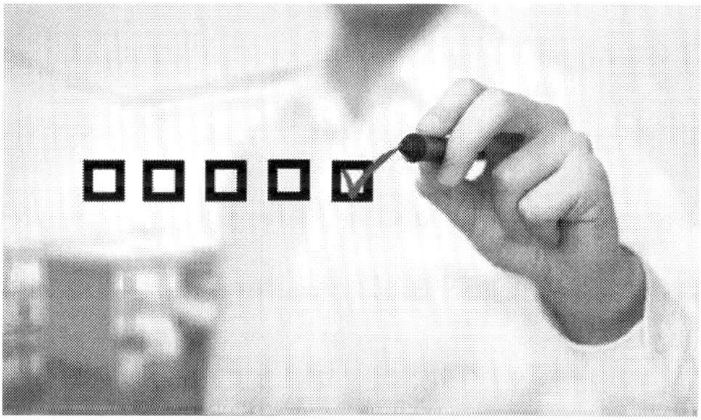

Möchten Sie wissen, warum dieser neue, "garantiert beste" Akne-Tipp wahre Wunder auf der Haut Ihrer besten Freundin bewirkt, während genau der gleiche Tipp für Sie NULL Wirkung zeigt? Die Antwort ist wahnsinnig einfach: Wir stehen uns manchmal selbst im Weg. So viele Faktoren tragen zur Akne bei. Gene, Hormone, Ernährung, Hauttyp, Grad der Erkrankung oder Lebensstil und sogar wo Sie leben. Die Haut eines jeden verhält sich anders.

Um Ihnen dabei zu helfen, habe ich 5 der besten Allround-Akne-Behandlungen und Tipps zum Lebensstil aus verschiedenen Quellen meiner Bücher zusammengestellt. Auf dieser Liste werden keine Voodoo-Zaubersprüche oder Wunder-Hausmittel präsentiert. Meiner Meinung nach sind dies die besten Akne-Vermeidungs-Tipps, die wahrscheinlich bei den meisten Männern und Frauen, Jugendlichen und Erwachsenen wirksam sind.

Wenn Sie mindestens 5 oder mehr dieser Tipps abhaken können, herzlichen Glückwunsch! Sie sind auf dem richtigen Weg, um ihre Haut in Einklang zu bringen. Wenn nicht, versuchen Sie, eine oder zwei gleichzeitig hinzuzufügen. Sehen Sie, wie Ihre Haut reagiert und welche Tipps zur Akne-Prävention bei Ihnen funktionieren. Bleiben Sie flexibel, denn das Leben und ihr Körper sind ständigen Veränderungen ausgesetzt und Sie müssen entsprechend darauf reagieren.

#1: Lassen Sie Stress los

Leichter gesagt als getan? Ja ist es sicher. Es gibt jedoch hundert Möglichkeiten Stress in Ihrem Leben zu reduzieren (einschließlich der vorherigen und der nächsten Tipps). Wenn Sie Akne haben, ist es wichtig, einige zu beachten. Dazu zählt die Achtsamkeit in Form von Meditation.

In meinem Bestseller “Nie wieder Pickel - Endlich Aknefrei” beschreibe ich im Kapitel “Psychosomatik”, wie sich Stress und unbewusste Ängste, die jeden Menschen plagen, an der Wurzel packen und erlösen, sodass Sie wieder ein Leuchten in Augen haben und ihre innere Sonne scheinen lassen. Dieser ständige unbewusste Stress macht sich am Hautbild und allgemeinen Gefühlszustand bemerkbar. Und das Gegenmittel ist denkbar einfach: Setzen Sie mit den richtigen psychologischen Techniken an der Wurzel an (einige können Sie selbst innerhalb weniger Minuten anwenden) und Sie werden sofort spürbare Verbesserungen an ihrer Psychologie und Physiologie feststellen. Als Bonus gibt es ein starkes Selbstvertrauen! Die Folge: Sie lösen keine Probleme mehr, Sie wachsen darüber hinaus. Das Leben erscheint viel einfacher, wenn Sie es vom gefühlsmäßigen Gipfel aus leben, anstatt immer nur zu reagieren.

#2: Hände weg vom Gesicht

Das wird Ihnen nicht gefallen, aber ich war bisher 100% ehrlich zu Ihnen und ich werde auch jetzt nicht damit aufhören. Haben Sie schon einmal gezählt, wie oft Sie sich mit der Hand ins Gesicht fassen? Zählen Sie ruhig. Es wird Sie schockieren. Machen Sie sich selbst gegenüber ein Zugeständnis, eine Versicherung darüber, dass Sie ab sofort nicht mehr ständig in den Spiegel schauen und ihre Hände vom Gesicht lassen.

Auch wenn es hart ist, Sie werden sich glücklicher fühlen, wenn Sie nicht ständig an ein Hauptproblem denken ,das in Kürze sowieso der Vergangenheit angehören wird und nur noch eine kleine, immer kleiner werdende Erinnerung bleibt, während sich das Schöne in ihrem Leben sichtbar machen wird, sobald Sie wieder eine perfekte reine Haut haben..

#3: Trainieren Sie ihren Körper

Fitness und Krafttraining ist eine großartige Möglichkeit, Stress in Ihrem Leben zu kontrollieren und sich stark zu machen. Während Bewegung auch die Durchblutung fördert und durch Schwitzen ihre Haut reinigt, kann professionelles Fitness und Krafttraining ihren Körper regelrecht transformieren… und gleichzeitig ihre Psyche und Geist stärken. Jegliche Heilungsprozesse werden beschleunigt, die Haut wird vitaler, fester, gesünder und robuster. Ich empfehle Ihnen es am Anfang so einfach wie möglich zu machen. Suchen Sie sich in einem beliebigen Fitness und Physiocenter einen Coach, der auf ihre individuelle Situation einen ersten Trainingsplan für Sie erstellt und Sie diesen für die ersten 3 Monate jeweils 3mal wöchentlich durchführen. Schon während der ersten Wochen werden Sie spüren, wie ihr Körper und ihre Psyche neue Lebenskraft und Freude verspüren, das wird Ihnen neuen Auftrieb verschaffen - und ihre Haut-Regeneration beschleunigen.

#4: Nicht zu oft waschen

Ein- bis Zwei Waschvorgänge pro Tag reichen aus, um Bakterien und überschüssigen Talg zu entfernen. Häufiges Waschen kann zu Trockenheit und Irritation führen. Einmal morgens und abends waschen. Manchmal reicht auch nur lauwarmes Wasser aus.

#5: Holen Sie sich Hilfe

Das Bonusgeheimnis zu einem dauerhaft reinen Hautbild ist: Investieren Sie jetzt in ihre Haut, anstatt mit Lebensqualität dafür zu bezahlen. Ein weiteres Hindernis auf dem Weg zu einer lebenslangen Gesundheit und Schönheit steht in Verbindung mit dem, was Sie bereit sind zu investieren - vs. wofür Sie später bezahlen werden.

Es ist eine verzwickte Situation für viele Leute, denn Sie sehen, wenn Sie jünger sind, nicht wirklich, inwiefern Sie später dafür bezahlen werden (außer ihrem jetzigen Hautzustand). Es ist immer leicht gesagt: „Mich betrifft das nicht“ und manche Leute ignorieren es einfach. Sie schieben einfach das Investment in ihre Gesundheit beiseite.

Sie vergessen dabei aber, dass sie später oder sogar jetzt bereits dafür bezahlen müssen und zwar dicke. Diese Leute haben es nicht verstanden und jammern über ihre Haut, sind aber nicht bereit die notwendigen Schritte zu unternehmen - oder sie tun die falschen Dinge, und ignorieren den richtigen Weg.

Neben der Tatsache, dass Sie in ihre Gesundheit investieren, erhalten Sie als Resultat auch noch eine schöne und gesund aussehende Haut und reduzieren das Risiko für verschiedene Krankheiten, die Sie garantiert tausende und abertausende Euro kosten werden. Abgesehen von der ganzen Zeit, die Sie in der Arztpraxis oder mit der langen Suche nach nutzlosen oder widersprüchlichen Informationen verschwenden. Oder das frustrierende Ausprobieren wirkungsloser und gefährlicher Hautpflegeprodukte. Normalerweise sollte es wirklich nicht ihr Ziel sein, solche Dinge auszuprobieren. Das klingt wahrhaft nicht nach einem schönen Leben.

Kümmern Sie sich also jetzt schon um sich. Sie können das Risiko für irreparable Hautschäden in Form von Pickelmale und Aknenarben auf jeden Fall drastisch reduzieren und Sie können tatsächlich einiges dafür tun um später kein böses Erwachen zu erleben. Investieren Sie also in ihre Gesundheit, anstatt mit deiner Lebensqualität zu bezahlen...

Bonuskapitel: Erfahrungsbericht über "Rezeptfreie Tabletten gegen Akne"...

„Entdeckt: Mein neues Wundermittel gegen schlimme Akne"

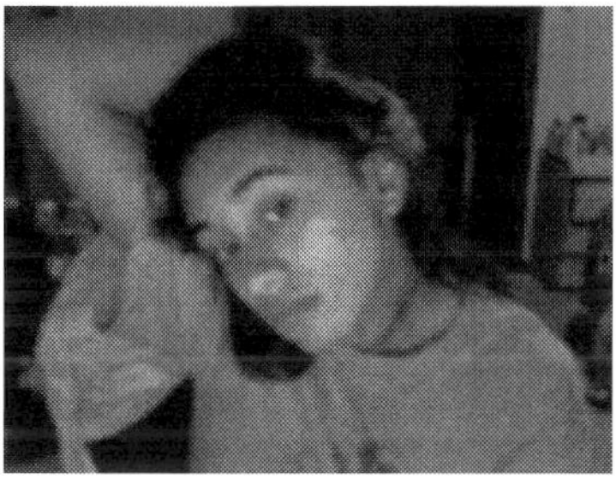

Ich hätte nie gedacht, dass ich einmal so eine persönliche Geschichte veröffentlichen würde, aber ich wollte meine Freude über meine **Erfahrung mit Dermafokus Clear Vital Plus** mit Euch teilen. Ich habe endlich eine **wirksame Tablette gegen Pickel** gefunden und ich muss mein Gesicht nicht mehr mit Make-Up abdecken.

Hört zu: Bereitet Euch darauf vor, während ich erkläre, wie ich es geschafft habe. Ich bin sicher, dass ihr eine Menge Zeit und Geld für nutzlose Aknemittel verschwendet habt wie Lotionen, Cremes, Peelings und andere dumme Sachen, die nur die Haut reizen. Also, nehmt eure Foundation, legt sie in die Kiste (mit all den anderen Mittelchen) und **schmeisst sie weg**. Ihr werdet diesen Müll nie mehr verwenden. Nie mehr!

Habt Ihr eure Anti-Pickel-Mittel entsorgt? Dann hört gut zu!

Akne war mein schlimmstes Problem und eine wahre Tragödie in meinem Leben. Schaut euch meine alten Fotos an und ihr seht, was ich meine. Es fing an als ich 16 war mit kleinen Pickel und Mitessern dann so ab ca. 20 bekam ich immer mehr und größere Pickel, Pusteln und Papeln am Körper und im Gesicht.

Immer wieder Unreinheiten, Pickel die teilweise verkapseln und schmerzhaft waren. Meine Haut war immer unruhig, gerötet und fleckig. Insbesondere in Stress-Situationen blühte meine Haut auf und produzierte zu viel Talg und verstopfte die Hautporen und es sind mehr Pickel entstanden, teilweise sogar richtig dicke Knoten, die zu Eiterpickel wurden und Pickelmale hinterlassen haben.

Ich habe gelitten. Ich habe immer die neuesten Produkte aus der Fernsehwerbung ausprobiert und war bei mehreren Kosmetikerinnen aber alle Bemühungen blieben erfolglos.

Sämtliche Versuche meine Akne zu behandeln waren völlig sinnlos. Beim Hautarzt gab es nur Chemiezeugs, was meine Haut ausgetrocknet hat, eine Besserung gab es nur für kurze Zeit.

Isotretinoin in Pillenform hat als einziges Medikament wirklich gewirkt. Nach ca. drei Jahren kam ein Teil der Akne zurück (mit heftigen Nebenwirkungen).

Meine psychischen Probleme wurden schlimmer als ich anfing mit 25 an der Uni zu studieren. Eigentlich wollte ich wie eine erwachsene Frau aussehen, doch ich schaute aus wie eine verpickelte Teenagerin. Während meine Freundinnen nächtelang Partys feierten, schloss ich mich zuhause ein und war süchtig in den Spiegel zu schauen (obwohl ich erschrocken bin als ich mich im Spiegel gesehen habe). Meine beste Freundin (mit perfekter Haut) ging mit heißen Männern aus und ich blieb ganz allein zurück.

Ich musste um jeden Preis diese lästigen Pickel loswerden!

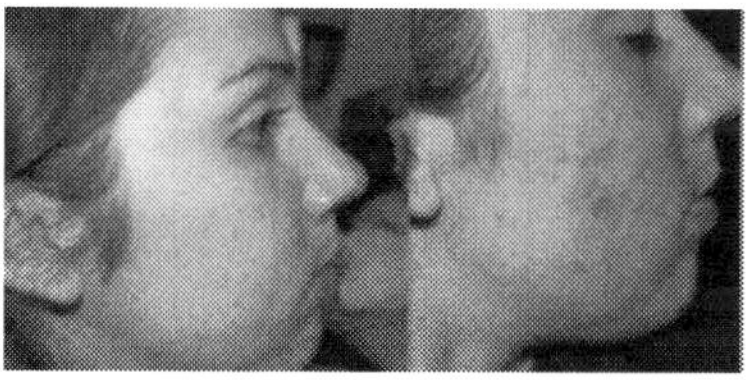

Zu dieser Zeit traf ich einen jungen Mann und verliebte mich in ihn. Ich wollte auf keinen Fall, dass er mich ohne Make Up sieht. Aber ich wollte nicht meine Haut jeden Tag mit Make Up und Anti-Pickel-Mittel zuschmieren.

Ich möchte nicht weiter ins Detail gehen, aber 2 Monate später bekam ich von Anna die Empfehlung zu einem Angebot für eine "**Tablette gegen Akne**".

Es war fast so, als sei das meine letzte Chance, und darum bestellte ich es per Eillieferung. Und wisst Ihr was? Ich traute meinen Augen nicht, als ich die ersten Resultate sah!

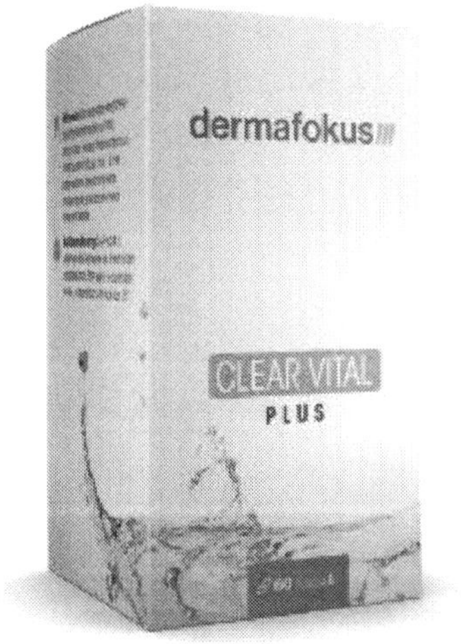

Nach nur **einer Woche begann meine Akne zu verschwinden** und es kamen **keine Pickel mehr**. Nach 6 Wochen war meine leichte Akne völlig verschwunden. Ich dachte, ich müsste mit meiner Akne leben, weil ich schon alles Mögliche ausprobiert habe (Cremes, Gels, Medikamente, Reine Haut Vitamine, Zink Tabletten und andere „Akne Kapseln") und nichts dauerhaft funktioniert hat, aber nicht dieses Mal!

Ja, das klingt unglaublich, aber Fakten sind nun mal Fakten (wahrscheinlich liegt es daran, weil ich Dermafokus Clear Vital Plus mit der „7 Tage Reine Haut Kur“ aus Nie wieder Pickel kombinierte).

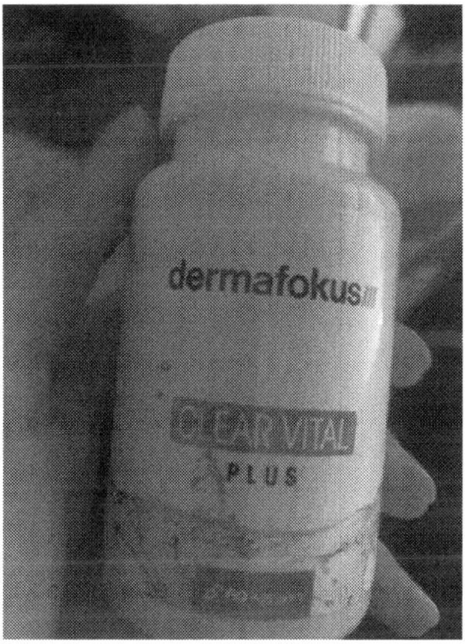

Dermafokus ist einfach einzunehmen und kann Akne und Hautunreinheiten von innen bekämpfen. Aber das Wichtigste dabei ist, dass ich nicht nur pickelfrei wurde, ich fühlte mich auch wieder schön und wohl in meiner Haut.

Ich konnte wieder meine Freizeit genießen… ohne mich zu schämen und auch in den Spiegel gucken ohne gleich einen Würg-reitz zu bekommen, oder mal vor die Tür oder zur Arbeit gehen ohne mich zu fragen, wie man wieder aussieht, weil ich mich jetzt schön fühle – auch ohne Make-Up.

Also Leute, hört gut zu! Happy und schön sein ist einfach, aber das Wichtigste dabei ist, die wahren Ursachen zu beheben, damit Akne dauerhaft verschwindet (ansonsten zerfrisst sie euch)…

Wenn ihr interessiert seid, hier ist eine kurze Beschreibung zu diesen neu entdeckten und rezeptfreien **Reine Haut Tabletten**.

Was ist Dermafokus Clear Vital Plus?

Demafokus Clear Vital Plus ist ein dermatologisches Nahrungsergänzungs-Präparat, welches die diätischen Ursachen von Akne, Pickel, Mitesser und unreine Haut ganzheitlich neutralisiert statt nur die sichtbaren Symptome zu behandeln, was viele andere Cremes, Gele und Salben nur mit geringem Erfolg tun

Bei regelmäßiger Einnahme der Hautkapseln kann Clear Vital Plus bewirken, dass die verschiedenen Körperfunktionen, die im Zusammenhang mit den Akne Symptomen stehen, mit 15 natürlichen Nähr- und Wirkstoffen im Kampf gegen Akne unterstützt werden.

Wie wirkt Clear Vital Plus?

Die Dermafokus Clear Vital Plus Hautkapseln wurden speziell auf die Bedürfnisse von unreiner, zu Akne neigender Haut bei Jugendlichen und Erwachsenen entwickelt.

Das **Geheimnis** liegt in der **3-fach Wirkung**

- **Wirkung #1:** Dermafokus Clear Vital Plus kann antientzündlich und antioxidativ wirken. Die erste Zutat des Produktes ist ein **pulverisierte Extrakt des Grünen Tees** aus den Bergen Japans, der in der Medizin besonders für seine antioxidativen und entzündungshemmenden Eigenschaften bei Pickel bekannt ist. Auch konnte eine positive Wirkung auf die Darmflora gezeigt werden, weil das Wachstum der guten „Bifidobacteria" Bakterien gefördert und gleichzeitig der Darmpilz „Candida Albicans" bekämpft wird. Der **Extrakt der Brennnessel** konnte im Labor sowohl antioxidative und antimikrobielle Eigenschaften zeigen.

- **Wirkung #2:** Clear Vital Plus enthält pflanzliche Hormonregulierer, die übermäßige Talgproduktion verhindern können. Besonders für die enthaltenen **Epigallocatechin-3-Gallate (EGCG)** konnte im Labor eine **ausgleichende Wirkung bei hormonellen Ungleichgewichten** durch die Hemmung der Enzyme der Steroid-5α-Reduktase (zur Umwandlung des Sexualhormons Testosteron) gezeigt werden.

- **Wirkung #3:** Clear Vital Plus kann **Pickelmale bekämpfen** und **vor Narbenbildung schützen** durch gesteigerte Bildung von kollagenem und untrazellularem Gewebe, Stärkung neugeformter Haut und Hemmung von Entzündungen durch den **pflanzlichen Stoff der Wassernabelpflanze**, die auch als Tigergras in der ayurvedischen Medizin bekannt ist. Diese Pflanze wird besonders bei der Regeneration beschädigter Haut empfohlen.

Neben diesen 3 speziell ausgesuchten Wirkstoffen, die an die Bedürfnisse von unreiner, zu Akne neigender Haut angepasst sind, gibt es **12 weitere lebenswichtige Vitamine, Vitalstoffe und Spurenelemente**, die laut Dermafokus für eine gesunde Haut ausgesucht wurden.

- Vitamin B6 trägt zur Regulierung der Hormontätigkeit bei, während Vitamin C, Selen, Zink zu einer normalen Funktion des Immunsystems beitragen.
- Vitamin A, B2 (Riboflavin), B3 (Niacin) und B7 (Biotin) tragen zur Erhaltung normaler Haut und Mangan und Silizium zu einer normalen Bindegewebsbildung bei.
- Kupfer trägt dazu bei, die Zellen vor oxidativem Stress zu schützen und trägt zu einer normalen Hautpigmentierung bei.

Inhaltsstoffe im Überblick

Was ist das Besondere an Dermafokus Clear Vital Plus?

Zusammensetzung	pro Tagesdosis (2 Kapseln)	RM (%)
Grüntee Extrakt	240,0 mg	
Brennnessel Extrakt	140,0 mg	
Wassernabel Extrakt	140,0 mg	
Bambussprossen Extrakt	70,0 mg	
davon Silicium	52,5 mg	
Vitamin C	80,0 mg	100%
Vitamin E	18,0 mg α TE	150%
Vitamin B2 (Riboflavin)	2,8 mg	200%
Niacin	32,0 mg NE	200%
Vitamin B6	2,8 mg	200%
Biotin	100,0 µg	200%
Vitamin A	1200,0 µg RE	150%
Zink	10,0 mg	100%
Mangan	2,0 mg	100%
Kupfer	1,0 mg	100%
Selen	55,0 µg	100%

RM (%): Referenzmengen für den durchschnittlichen Erwachsenen nach VO EG 1169/2011

Dermafokus Clear Vital Plus hat KEINE Nebenwirkungen, die sonst bei Medikamenten wie Isotretinoin, Antibiotika oder Benzoylperoxid auftreten können.

Laut Hersteller werden bei „Clear Vital Plus“ nur natürliche Inhaltsstoffe verwendet, deren Mengen anhand von wissenschaftlichen Studien ausgewählt wurden. Gleichzeitig verzichtet Dermafokus auf künstliche Zusätze wie Farbstoffe, Aromen oder Konservierungsstoffe.

Falls ihr die „Pille gegen Akne“ nehmt, wird die hormonelle Wirkungsweise durch *Clear Vital Plus* nicht behindert. *Clear Vital Plus Hautkapseln* können von Männern und Frauen eingenommen werden, und zwar unabhängig vom Hauttyp, Alter oder Art und Ausprägung der Akne und Pickel.

Bei allen Dermfokus Angeboten ist die **Gratis Lieferung innerhalb Deutschland** inklusive. Für andere Länder innerhalb Europas können geringe Versandkosten anfallen. Der Hersteller garantiert Zufriedenheit. Der Anwender hat 365 Tage für die Rückgabe, wenn keine erwünschten Effekte am Hautbild erzielt worden sind.

Wo und zu welchen Konditionen kann ich Clear Vital Plus erhalten?

Übersicht: Clear Vital Plus

Darreichungsform: Kapseln zur oralen Einnahme

Inhalt: 60 Kapseln/Dose

Lieferung: rezeptfrei per versicherter Expressversand mit DHL oder GLS (Sendungsnummer wird per Email zugestellt)

[PDF]Anwendungshinweise:
Dermafokus Clear Vital Plus Beipackzettel.pdf [9]

Verzehrempfehlung:
zweimal täglich eine Kapsel zu einer Mahlzeit

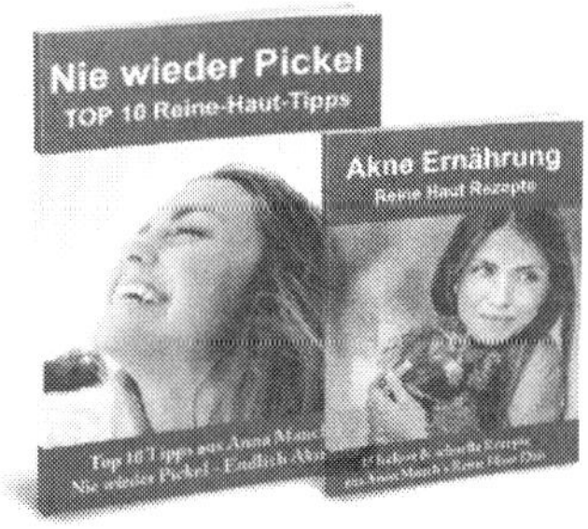

Vorteile bei einer Bestellung bei Dermafokus

- Günstige Sparpakete
- Wirkung durch Studien bestätigt
- 100% natürlichen Inhaltsstoffe
- in Deutschland produziert
- Inklusive zwei GRATIS Bonus Ratgeber
- Schneller Versand
- Unkomplizierte und sichere Bezahlung
- 365 Tage Geld-zurück-Garantie
- Über 30 237 zufriedene Kunden

Ich empfehle eine Bestellung auf www.aknebehandeln.com* inklusive risikolose Rückgabe-Garantie. Auf dieser Seite gibt es auch einen Preisnachlass* [9], was ein netter Bonus ist zusätzlich zu einem neuen sauberen und strahlenden Gesicht.

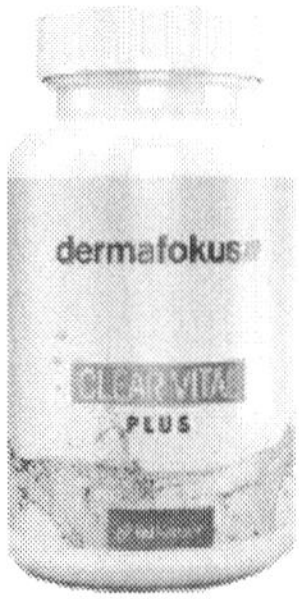

⇒ **ZUM ANGEBOT** [10]

(akne-tabletten.de)

Schlusswort

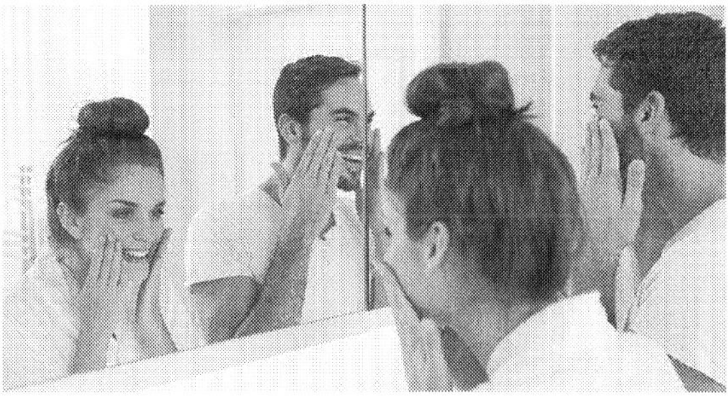

Der nächste Schritt besteht darin, einen Weg zu finden, wie Sie diese neuen Erkenntnisse in ihrem Leben anwenden können...

Falls Sie bereits gute Fortschritte machen, wird Ihnen **"Nie wieder Pickel - Endlich Aknefrei"** die genauen Methoden und Behandlungen an die Hand geben, die meine Kunden und ich erfolgreich anwenden und schön aussehende Haut erzielt haben, die Sie ebenfalls verdienen.

Wenn Sie nicht viel darüber wissen, wie Sie ihre Akne Symptome behandeln, ihre gesunde Hautbalance zurückgewinnen und sich wieder schön und wohl in ihrer Haut fühlen, wird Ihnen dieses Programm unglaublich dabei helfen.

Falls Sie denken, dass Sie bereits viel über dieses Thema wissen, wird Ihnen dieses Programm tonnenweise Zeit ersparen und es Ihnen ermöglichen, sogar noch erfolgreicher bei ihren Bemühungen zu sein.

Um mehr über das Reine Haut Programm zu erfahren, besuchen sie online folgende Website:

https://aknebehandlung.com/

Auf dieser Seite werden Sie mehr über das spezielle Paket erfahren, das ich für Sie zusammengestellt habe. Sie werden ebenfalls die genauen Geschichten und Fotos von Menschen sehen, die mithilfe der klinisch geprüften Aknebehandlung auf ganzheitlicher Basis ein aknefreies Leben genießen. Ich habe auch einige Überraschungen für Sie bereit. Sie sollten es sich das jetzt selbst ansehen...

Ich möchte mich noch einmal bei Ihnen dafür bedanken, dass Sie sich die Zeit genommen haben, dieses Handbuch zu lesen. Ich hoffe, es wird Ihnen helfen, die perfekte reine Haut zu bekommen, die Sie sich so sehr wünschen.

Herzlichst,
Ihre Anna Mauch

Anna Mauch

(Forscherin der Dermatologie, frühere Akne-Betroffene und Bestseller-Autorin von Nie wieder Pickel & Frei von hormonelle Akne)

Wissenschaftliche Studien & Referenzen

Velicer et al. 2004 Antibiotic use in relation to the risk of breast cancer – AMA 291 (7): 827-35 / https://www.ncbi.nlm.nih.gov/pubmed/14970061

Molinski and Rechenberger. 1977. Psychosomatics of acne. Fortschr Med 95 (25: 2149-53) https://www.ncbi.nlm.nih.gov/pubmed/144089

marchetti et al. 1987. efficacy of regulators of the intestinal bacterial flora in the therapy of acne vulgaris. clin ter 122 (5): 339-43 https://www.ncbi.nlm.nih.gov/pmc/articles/PMC5418745/

lorenz et al. 1953. the relation of life stress and emotions to human sebum secretion and to the mechanism of acne vulgaris / Lab Clin Med 41 (1): 11-28 https://www.researchgate.net/publication/44611522_Acne_vulgaris-psychosomatic_aspects

kligman et. al. 1981. Oral vitamin A in acne vulgaris. Prelimaniry report. Int Dermatol 20 (4): 278-85 https://www.ncbi.nlm.nih.gov/pubmed/6453848

Kaufman. 1983. The diet and acne. Arch Dermatol 119 (4): 276 https://www.ncbi.nlm.nih.gov/pubmed/6220675

Hayashi et al. 2001. An epidemiological study of acne vulgaris in Japan by questionnaire. 111 (9): 1347-55 (Hinweis: Studie nicht mehr online verfügbar)

Galobardes et al. 2005. Has acne increased? Prevalence of acne history among university students between 1948 and 1968. the Glasgow Alumni Short Study. Dermatol 152 (4): 824-25 https://www.ncbi.nlm.nih.gov/pubmed/15840138 http://www.crcnetbase.com/doi/abs/10.1201/b13694-27

Feldman et al. 2004. Acne: Inflammation. Clin Dermatol 22 (5): 380-84 https://www.ncbi.nlm.nih.gov/pubmed/15556722

Feldman et al. 2004. Diagnosis and treatment of acne. Am Fam Physician 69 (9): 2123-30
http://www.aafp.org/afp/2004/0501/p2123.html

Evans et al. 2005. Teenage acne is influenced by genetic factors. Br Dermatol 152 (3): 579-81
https://www.ncbi.nlm.nih.gov/pubmed/15787839
https://www.researchgate.net/publication/24197645_Prevalence_Severity_and_Severity_Risk
_Factors_of_Acne_in_High_School_Pupils_A_Community-Based_Study

El Alavi et al. 2006. Does the plasma level of vitamins A and E affect acne conditions? Clin Exp Dermatol 32 (3): 430-34
https://www.ncbi.nlm.nih.gov/pubmed/16681594

Ebner et al. 2006. The role of substance P in stress and anxiety responses. Amino Acids 31 (3): 251-72
https://www.ncbi.nlm.nih.gov/pubmed/16820980

Acne vulgaris, mental health and omega-3 fatty acids: a report of cases https://www.ncbi.nlm.nih.gov/pmc/articles/PMC2577647/

Danby FW. 2003. Night blindness, vitamin A deficiency, and isotretinoin psychotoxicity. Dermatology Online Journal 9 (5): 30
http://escholarship.org/uc/item/88t998r8

Cordain et al. 2002. Acne vulgaris: A disease of Western civilization. Arch Dermatol 138 (12): 1584-90
https://www.ncbi.nlm.nih.gov/pubmed/12472346

Choi et al. 2006. A single-blinded, randomized, controlled clinical trial evaluating the effect of face washing on acne vulgaris. Pediatr Dermatol 23 (5): 421-27
https://www.ncbi.nlm.nih.gov/pubmed/17014635

Malhi HK, et al. Australas J Dermatol. 2017.Tea tree oil gel for mild to moderate acne; a 12 week uncontrolled, open-label phase II pilot study.
https://www.ncbi.nlm.nih.gov/m/pubmed/27000386/?i=4&from=tea%20tree%20oil%20acne

Choi et al. 2003. The response of skin disease to stress: Changes in the severity of acne vulgaris as affected by examination stress. Arch Dermatol 139 (7): 897-900
https://www.ncbi.nlm.nih.gov/pubmed/12873885

Capel et al. 2005. Correlation between serum levels of insulin-like growth factor 1, dehydroepiandrosterone sulfate, and dihydrotestosterone and acne lesion counts in adult woman. Arch Derm 141:333-38 https://www.ncbi.nlm.nih.gov/pubmed/15781674

Norddeutscher Rundfunk (NDR). Die Ernährungs-Docs | 06.02.2017 | 21:00 Uhr. Akne erkennen und behandeln.
https://www.ndr.de/ratgeber/gesundheit/Akne-erkennen-und-behandeln,akne114.html

Angel. 2003. Industry sponsorship of continuing medical education. 290 (9): 1149-50 https://www.ncbi.nlm.nih.gov/pubmed/12952990

Anderson. 1971. Foods as the cause of acne. Am Fam Physician 3 (3): 102-3 https://www.ncbi.nlm.nih.gov/pubmed/4251510

Adebamowo et al. 2006. Milk consumption and acne in adolescent girls. Dermatol Online 12 (4): 1.
https://www.ncbi.nlm.nih.gov/pubmed/17083856
Milk consumption and acne in teenaged boys
https://www.ncbi.nlm.nih.gov/pmc/articles/PMC4391699/

Adams et al. 1985. Long-term antibiotic therapy for acne vulgaris: Effects on the bowel flora of patients and their relatives. Invest Dermatol 85 (1): 35-37
https://www.ncbi.nlm.nih.gov/pmc/articles/PMC5120627/

Haider and Shaw. 2004. Treatment of acne vulgaris. AMA 292 (6): 726-35 https://www.ncbi.nlm.nih.gov/pubmed/15304471

J Clin Aesthet Dermatol. 2010 Nov; 3(11): 26–29. A Review of the Safety and Efficacy of Benzoyl Peroxide (5.3%) Emollient Foam in the Management of Truncal Acne Vulgaris. https://www.ncbi.nlm.nih.gov/pmc/articles/PMC2989815

kovalev. 1982. Dynamics of the blood level of prostaglandin e2 in patients with acne undergoing combination therapie. vestn dermatol venereol (7): 24-27

Bowe and Logan "Acne vulgaris, probiotics and the gut-brain-skin axis - back to the future?" Gut Pathogens 2011 Dec. 3:1 doi:10.1186/1757-4749-3-1 (Acne vulgaris, Probiotika und die Darm-Hirn-Haut Achse - zurück in die Zukunft?) http://gutpathogens.biomedcentral.com/articles/10.1186/1757-4749-3-1

Cordain L"Implications for the Role of Diet in Acne" Semin Cutan Med Surg. 2005 Jun 24(2):84-91.(Implikationen für die Rolle der Ernährung bei Akne)https://www.ncbi.nlm.nih.gov/pubmed/16092796

Wysowski DK et al., "An analysis of reports of depression and suicide in patients treated with isotretinoin." J Am Acad Dermatol. 2001 Oct;45(4):515-9. (Eine Analyse von Berichten über Depressionen und Selbstmord bei Patienten, die mit Isotretinoin behandelt wurden.) https://www.ncbi.nlm.nih.gov/pubmed/11568740

F William (Bill) Danby. Acne, dairy and cancer. Dermatoendocrinol. 2009 Jan-Feb; 1(1): 12–16. https://www.ncbi.nlm.nih.gov/pmc/articles/PMC2715202/

Cancer. 2015 May 15; 121(10): 1681–1687. "Teenage acne and cancer risk in U.S. women: A prospective cohort study" Department of Dermatology, Brigham and Women's Hospital, and Harvard

Medical School, Boston, MA, USA
https://www.ncbi.nlm.nih.gov/pmc/articles/PMC4424088/

Seen At 11: Study Says Severe Acne May Be Linked To Increased Cancer Risk Later In Life. *CBS New York*".
http://newyork.cbslocal.com/2016/04/06/severe-acne-cancer-link/

Buraczewska I, et al. Br J Dermatol. 2007. Changes in skin barrier function following long-term treatment with moisturizers, a randomized controlled trial.
https://www.ncbi.nlm.nih.gov/m/pubmed/17300239/?i=4&from=/14572299/related

Doro Schneider. Artikel: "Kosmetikgiganten und ihre Tricks! Der schleichende Tod aus dem Badezimmer".
https://netzfrauen.org/2016/12/28/kosmetikgiganten/

J Invest Dermatol. 2013 Feb;133(2):429-40. Epigallocatechin-3-gallate improves acne in humans by modulating intracellular molecular targets and inhibiting P. acnes.
https://www.ncbi.nlm.nih.gov/pubmed/23096708 /

http://www.sbne.org.br/pdf/AC-Epigallocatechin-3-Gallate-Improves-Acne-in-Humans-by-Modulating-Intracellular-Molecular-Targets-and-Inhibiting-P-acnes.pdf

J Invest Dermatol. 2012 Dec;132(12):2700-8. Epigallocatechin-3-gallate suppresses IGF-I-induced lipogenesis and cytokine expression in SZ95 sebocytes.
https://www.ncbi.nlm.nih.gov/pubmed/22763784

Complement Ther Med. 2016 Apr;25:159-63. Does supplementation with green tea extract improve acne in post-adolescent women? A randomized, double-blind, and placebo-controlled clinical trial.
https://www.ncbi.nlm.nih.gov/pubmed/27062963

Green Tea and Other Tea Polyphenols: Effects on Sebum Production and Acne Vulgaris. Antioxidants (Basel). 2016 Dec

29;6(1). pii: E2. doi: 10.3390/antiox6010002. Review.
https://www.ncbi.nlm.nih.gov/pubmed/28036057

Liao et al. 1995. Selective inhibitation of steroid 5 alpha-reductase isozymes by tea epicatechin-3-gallate and epigallocatechin-3-gallate. Biochem Biophys Res Commun 214 (3): 833-38.
https://www.ncbi.nlm.nih.gov/pubmed/7575552

Shaw. 2001. Green tea polyphenols may be useful in the treathment of androgen-mediated skin disorders. Arch Dermatolog 137 (5): 664.
https://jamanetwork.com/journals/jamadermatology/article-abstract/478309

Widgerow, Alan D.; Laurence, A. Chait New Innovations in Scar Management (Abstract). Aesthetic -Plastic Surgery 24 (3): 227-234. Springer New York. ISSN: 0364-216X (Print) 1432-5241 (Online). Retrieved on 2007-01-28. B. M. Hausen (1993)

Asiatischer Wassernabel – Centella asiatica (Synonym Hydrocotyle asiatica). Geschrieben von Dr. rer. medic. Nadine Berling-Aumann , Ökotrophologin
https://www.docjones.de/wirkstoffe/asiatischer-wassernabel

Weiterführende Informationen

Alles klar mit Haut & Haar | Susanne Kehrbusch | ISBN: 978389189083. https://www.amazon.de/Alles-klar-mit-Haut-Haar/dp/3891890834

ZEIT Artikel „Falsche Versprechen, schön verpackt". https://www.zeit.de/wissen/gesundheit/2016-02/kosmetikprodukte-wirksamkeit-dermatologisch-getestet-studien-falten-haut-haare

„Haut nah: Alles über unser größtes Organ". Dr. med. Yael Adler, Katja Spitzer | ISBN: 9783426276990. https://www.amazon.de/Haut-nah-gr%C3%B6%C3%9Ftes-Praxisteil-Erweiterte/dp/3426276992

Weblinks:

1) http://www.nie-wieder-pickel.com/heilerde
2) http://www.nie-wieder-pickel.com/teebaumoel
3) https://www.reine-haut.net/krill-oel
4) http://www.nie-wieder-pickel.com/omega-3-6-9
5) https://www.reine-haut.net/hormonelle-aknebehandlung-leseprobe/
6) http://www.nie-wieder-pickel.com/schwedenkraeuter
7) http://www.onefish.org/mikroplastik/
8) https://www.nzz.ch/wissenschaft/warum-kunststoff-im-duschgel-ist-ld.1458961
9) https://reine-haut.net/dermafokus_clear_vital_plus_beipackzettel.pdf
10) http://akne-tabletten.de/

Rechtliche Hinweise

"Wahrheit über Akne - Endlich Pickelfrei"
Neue, 2. Auflage – Letzte Aktualisierung im Oktober 2019

Autor
Anna Mauch

Herausgeber / Verlag
Health Publishing LLC
30 N Gould St, STE 4000
Sheridan, WY 82801, USA

Email: support@niewiederpickel.zendesk.com

Zufriedenheitsgarantie:
Alle Ratgeber von Anna Mauch genießen höchste Kundenzufriedenheit und sind durch große, unabhängige Studien renommierter Institute und Universitäten wissenschaftlich bewiesen. Deshalb gewähren wir Ihnen auf unsere Produkte eine Geld-Zurück-Garantie von 60 Tagen, gültig ab dem Zeitpunkt, an dem Sie das Produkt bei uns gekauft haben.

*) Affiliate-Link. Der Anbieter nimmt am EU-Partnerprogramm von Amazon und anderen Kooperationen teil.

Haftungsausschluss
Die Informationen in diesem Buch sind sorgfältig recherchiert und wissenschaftlich bestätigt. Die Inhalte sind jedoch nicht als medizinischer Rat zu verstehen oder als Ersatz für einen medizinischen Rat oder die Behandlung durch einen Arzt. Jeder, der medizinische Probleme hat, muss einen Arzt aufsuchen, bevor er unsere Informationen nutzt. Selbst wenn Sie keine ihnen bekannten medizinischen Probleme haben, sollten Sie immer zunächst einen Arzt aufsuchen, bevor Sie größere Veränderungen ihres Lebensstils durchführen oder ein neues

Behandlungsprogramm anfangen oder mit einer Ernährungsumstellung beginnen. Alle Empfehlungen unsererseits sind unverbindlich und basieren ganz wesentlich auf persönlichen Erfahrungen, deren Ergebnisse je nach Alter, Geschlecht, Genetik und durch andere Faktoren variieren können. Trotz aller inhaltlicher Kontrollen übernehmen wir keine Haftung für die Inhalte der verlinkten Quellen. Die genannten Marken gehören dem jeweiligen Eigentümer.

Urheberrechtliche Hinweise

Das gesamte literarische Werk von "Wahrheit über Akne - Endlich Pickelfrei" sowie alle Publikationen von Anna Mauch unterliegen dem internationalen Copyright. Die teilweise, modifizierte oder vollständige Übernahme von Inhalten und deren angebotenen Produkten, ist nach dem Urheberrechtsgesetz rechtswidrig und wird straf- und zivilrechtlich geahndet.

Printed in Germany
by Amazon Distribution
GmbH, Leipzig

19386009R00073